歯髄保護の診療ガイドライン

編

特定非営利活動法人
日本歯科保存学会

一般社団法人
日本歯内療法学会

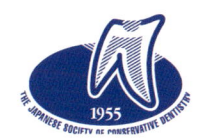
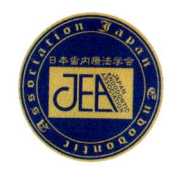

CQ 1 深在性う蝕に対するコンポジットレジン修復に裏層を行うべきか

CQ 2 露髄の可能性のある深在性う蝕に対して暫間的間接覆髄を行うべきか

CQ 3 感染歯質除去後の露髄した永久歯に直接覆髄する場合、
MTA と水酸化カルシウム製剤のいずれを使用すべきか

CQ 4 感染歯質除去後の露髄した永久歯に断髄する場合、
MTA と水酸化カルシウム製剤のいずれを使用すべきか

永末書店

序

　専門分野における解決すべき重要な健康課題について、根拠に基づいた診療ガイドラインを発信することは、臨床系学術団体の重要な使命です。この度、日本歯科保存学会と日本歯内療法学会は、歯の長期にわたる健康維持に重要な役割を果たす「歯髄保護」について、診療ガイドラインを発信することになりました。

　日本歯科保存学会では、2007 年より医療合理化委員会内に設置されたう蝕治療ガイドライン作成小委員会が、学会員から広く募った臨床的疑問に答えるべく診療ガイドライン作成に取り組んでまいりました。2009 年には『う蝕治療ガイドライン』を、2015 年には『う蝕治療ガイドライン 第 2 版』を発信してきました。その過程で、委員会は診療ガイドライン作成法について、国際標準である GRADE システムを採用することを決定しました。この GRADE システムでは、網羅的検索により抽出した論文を厳密に精査したうえで、エビデンスの確実性、介入の効果、介入による害、患者を含む利害関係者の価値観や意向を総合的に勘案して推奨を決定します。日本歯科保存学会では、診療ガイドライン作成を GRADE に則ると同時に、その成果をスピード感をもって公開することを重視し、2022 年の『根面う蝕の診療ガイドライン』から、臨床的疑問（CQ：Clinical Question）ごとに発信することとしました。

　そして今回、満を持して『歯髄保護の診療ガイドライン』を発信することとなりました。歯髄保護は、学会において常に中心的な臨床・研究のトピックであり、『う蝕治療ガイドライン』初版・第 2 版から、「深在性う蝕における歯髄保護」と「露髄の可能性の高い深在性う蝕への対応」について推奨を発信してきた経緯もあります。その背景には、学会の修復分野が国際的に臨床・研究を牽引してきた修復材料の象牙質への接着性能が飛躍的に進化したことで、口腔に露出した象牙質を「封鎖し、歯を守る接着」が歯髄保護の最前線として高く評価されるようになってきたことがあげられます。

　一方、これまでう蝕による露髄には抜髄が適応とされてきましたが、現在では直接覆髄や断髄によって積極的に歯髄保存を図ろうとする国際的な潮流が生まれてきています。これは、最近の研究により、歯髄は生物活性と再生能力が高い組織であるとの理解が深まったことと、長期の歯の健康維持には歯髄保存がきわめて重要であるとの認識が広がっていること、さらに生物学的な機能性材料が開発されたことも追い風となり、歯髄保護の動きはますます加速しています。

　この歯髄保護については、日本歯科保存学会と日本歯内療法学会は、ともに研究・教育・臨床に取り組んでいることを背景に、本診療ガイドラインは 2 学会が協働で編纂することとしました。この 2 学会の協働は画期的な取り組みであり、委員会では新たな視点や異なる価値観からの意見が交換され、常に建設的でオープンな協議を重ねることができましたことは、学会が協働した意義であったことに間違いありません。その協議からは、歯髄診断やう蝕除去法、あるいは診療報酬を取り巻く状況など、この診療ガイドラインのみでは結論に至らない問題も浮かび上がってきました。それらについて、今後の臨床・研究の課題として関係学会で検討を重ねる契機とすべきであると考えています。

　なお、本書の発刊にあたり、熱意と忍耐をもって常に的確なサポートをいただきました、永末書店の関係各位に厚く御礼申し上げます。

　何よりも、2 学会が協働で編纂した本診療ガイドラインが、歯髄保護の流れをさらに加速する、重要な役割を果たすことを心より願っています。

2023 年 12 月
特定非営利活動法人 日本歯科保存学会
理事長　林 美加子

発刊に寄せて

　この度、日本歯内療法学会と日本歯科保存学会が共に手を組み『歯髄保護の診療ガイドライン』を発刊できることは、大いなる喜びであります。日本歯内療法学会では、2020年6月に『歯内療法診療ガイドライン』を発刊していますが、今回は扱う分野が「歯髄保護」という2学会の共通分野であることで実現できた協動した共同事業であるといえます。

　診療ガイドラインとは「健康に関する重要な課題について、医療利用者と提供者の意思決定を支援するために、システマティックレビューによりエビデンス総体を評価し、益と害のバランスを勘案して、最適と考えられる推奨を示す文書」とMindsで公開している「診療ガイドライン作成マニュアル」では定義されています。

　日本歯内療法学会は歯髄を扱う専門分野の学会として、また、日本歯科保存学会は歯の保存を第一に考える学会として、歯髄保護、歯髄保存の重要性は痛いほど認識しており、両学会の思惑が一致したことにより、見事なチームワークをもって編纂を遂行し、学会としての使命を果たすことができました。

　医療現場における診療ガイドラインとは、学術的な知見を積み重ね、エビデンスに基づいた、効果的で標準的な診査・治療の事項が記載されたものです。ガイドラインが示すものはエビデンスに基づく推奨であり、具体的な治療法や手段を示す、How toではありません。

　今回、2つの学会でガイドラインを編纂した目的は、医療の均一化、すなわち保存治療を専門としない歯科医師の方々でも、治療方針を理解していただくことで医療の均一化を図ることができることと、経験のみに基づく見解や我流を標準化に導くことにあります。ガイドラインに記載されている治療法は、現時点で最も信頼性のある検証データに基づき、最も重要な効果や安全性が証明されている治療法であります。裏を返せば、ガイドラインに記載のない治療法は、安全性も治療効果も明確な証明がなされていないということでしょう。

　一方、社会的な面からの見方をすれば、ガイドラインによる医療の標準化と信頼性は、時に医療訴訟でガイドラインが引用されることもあり、その有用性が認められているからにほかならず、ガイドラインのもつ社会的意義であると考えます。

　ガイドラインは信頼度の高さが使命であり、信頼度は存続の意義でもあります。2つの学会の精鋭諸氏が和衷協同で編纂をしていただいたことに絶大なる感謝の意を表します。

　日本歯内療法学会、日本歯科保存学会の両学会で編纂のリーダーシップを取り、見事に信頼度の高いガイドラインを発刊まで導いてくださり、両学会のガイドライン関連の委員会を仕切ってくださった日本歯科保存学会の林 美加子理事長には、心より感謝し、御礼申し上げます。

　多くの歯科医療人が、本書での知見により、信頼性の高い医療を患者に提供し、国民の健康に寄与することを願ってやみません。

　最後になりましたが、本書の発刊にあたり、多大なご尽力を賜りました永末書店の関係各位に厚く御礼申し上げます。

2023年12月

一般社団法人 日本歯内療法学会

理事長　佐久間 克哉

目 次

第1部
本診療ガイドライン作成について

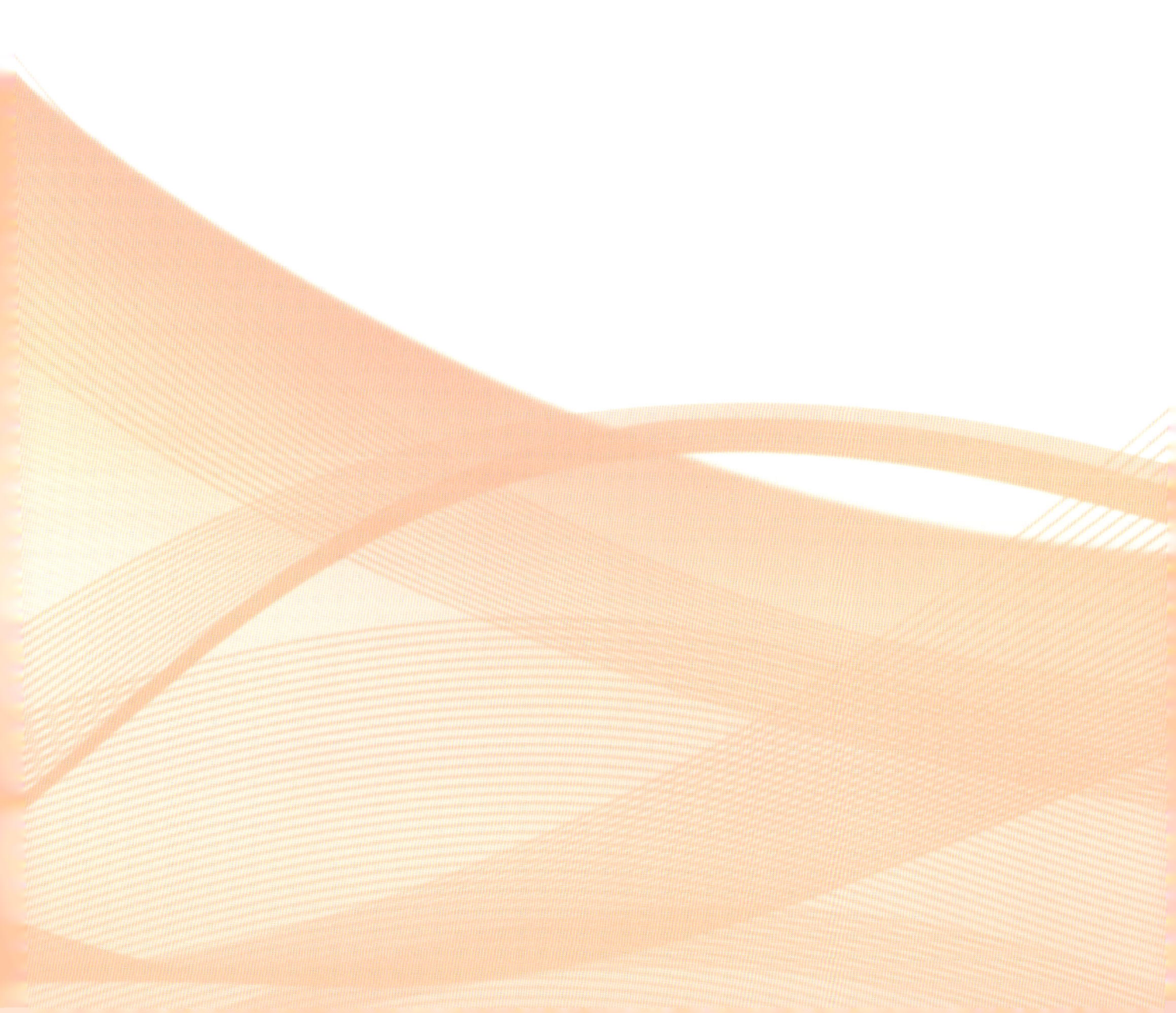

1　目的

　歯髄保護の診療ガイドライン（以下、本診療ガイドライン）は、超高齢社会において長期の歯の健康維持のためにきわめて重要な「歯髄保護」に焦点を当て、人々が生涯にわたり健全な咀嚼機能を維持し、その食生活が良質なものであるよう、人生 100 年時代における人々の健康長寿に貢献しうることを目標に作成した。

2　対象

　永久歯の生活歯髄に近接する、あるいは歯髄に至る深在性う蝕。

3　診療ガイドラインの利用者

　歯科医療従事者の診療指針となることを想定しているが、患者やその家族が参考にする可能性も考慮した。

4　基本姿勢

　本診療ガイドラインは、医療従事者の意思決定を支援するものであり、推奨された診療を強制するものではない。本診療ガイドラインの推奨の強さは、経験のある医療従事者の判断に代わるものではなく、あくまでも意思決定を支援するものである。また、内容に関しては、特定非営利活動法人 日本歯科保存学会および一般社団法人 日本歯内療法学会が責任をもつが、記載した治療により生じた結果について学会が責任を負うものではない。

5　診療ガイドラインの構成と優先課題の選定

　保存修復学と歯内療法学のいずれもがかかわる歯髄保護について、日本歯科保存学会および日本歯内療法学会が協働で本診療ガイドラインを編纂した。

　日本歯科保存学会が編纂した『う蝕治療ガイドライン』および『う蝕治療ガイドライン 第 2 版』[1, 2] では、日本歯科保存学会員から広く収集したう蝕治療に関する Clinical Question（CQ）を、診断から修復処置まで、う蝕の部位および進行別に分類した（図 1）。その中から、象牙質の深さ 2/3 を超える深在性う蝕を対象として、歯髄保護に焦点を当てた。一方、日本歯内療法学会・ガイドライン委員会の協議おいて、近年の歯髄保存療法で特に注目されている、

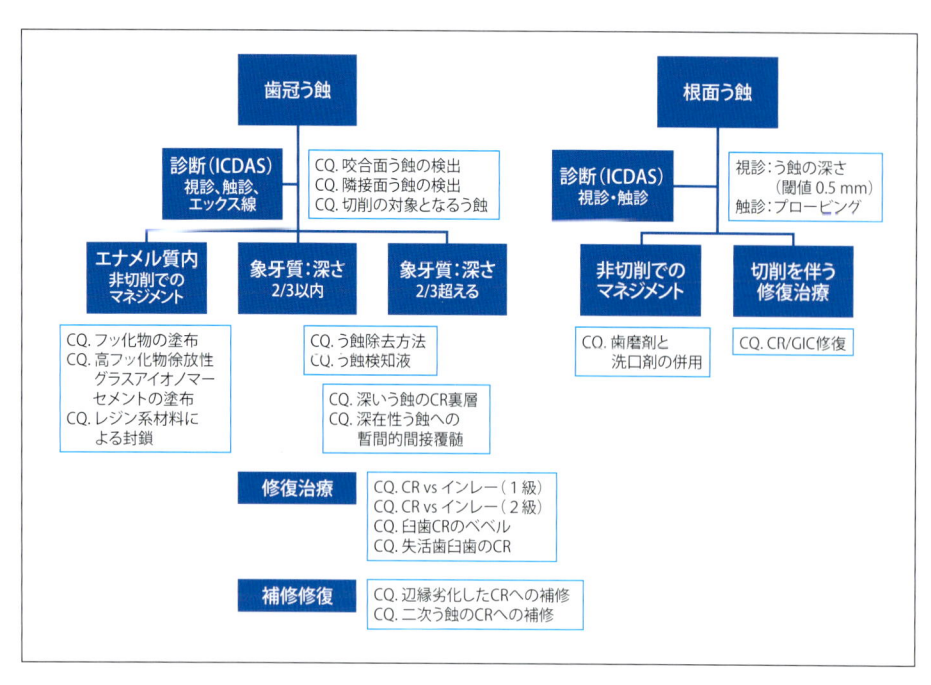

図1　う蝕治療ガイドライン（第 2 版）の CQ の構成

う蝕による露髄に対する直接覆髄および断髄について、本診療ガイドラインで取り上げることが提案された。

　今回、２学会が協働して本診療ガイドラインを編纂するにあたり、取り上げるべき CQ について、日本歯科保存学会・う蝕治療ガイドライン作成小委員会および日本歯内療法学会・ガイドライン委員会（項目８にて後述）が合同で協議し、最終的に CQ を確定した〈第２部Ⅱ「1. 臨床上の疑問の生成」（p.15）を参照〉。

6　診療ガイドラインの作成法

　本診療ガイドラインの作成は、診療ガイドライン作成の国際的スタンダードである The Grading of Recommendations Assessment, Development and Evaluation（GRADE）[3] に準拠した。

合意の形成

　合意形成に際しては、ガイドラインパネル〈「8. 診療ガイドライン作成の組織編成」（p.4）を参照〉の 75％以上の参加のうえで、無記名投票により 75％以上が賛同することをパネルの合意と定めた（RAND/UCLA Appropriateness Method：RAM）[4]。75％の合意に満たない場合には、内容について討議したうえ、再投票で合意形成を図った。

エビデンスプロファイルの要約から推奨決定へのプロセス

　各アウトカムで組み入れ対象となった論文について、エビデンスの確実性を下げる要因となるバイアスのリスク（Risk of Bias：RoB）を GRADE に則り判断した。エビデンスの統合には Review Manager（RevMan）5.3 と GRADEpro Guideline Development Tool（GDT）[5] を使用し、効果指標には相対効果（RR）と絶対効果を用いた。各アウトカムに関するエビデンス総体（Body of Evidence）の確実性は、GRADE エビデンスプロファイルを用いて要約した。エビデンスから推奨の決定プロセスは、EtD（Evidence to Decision）表を用いて実施した。なお、エビデンスプロファイルと EtD 表のいずれの要約にも GRADEpro GDT [5] を改変して活用した。

エビデンス総体＊の確実性の判断

　GRADE に準じ、各アウトカムのエビデンスの確実性を、「高」「中」「低」「非常に低」のうちの一つに等級づけした。初期の等級として、ランダム化比較試験（Randomized Controlled Trial：RCT）は「高」、観察研究は「低」とした。その後、エビデンスの確実性をグレードダウンする要因として「バイアスのリスク（RoB）」「非一貫性」「非直接性」「不精確さ」「その他の要因（出版バイアスなど）」を評価した。

　各アウトカムに関する効果推定値の大きさは、相対効果と絶対効果について、点推定値と 95％信頼区間を使って判断した。特に「不精確さ」の評価では、第１段階として絶対効果の信頼区間の下限値から「臨床決断」するかどうかをパネルが投票し、「臨床決断」できない場合には「不精確さ」深刻と判断した。「臨床決断」できる場合には、第２段階として最適情報量（Optimal Information Size：OIS）を満たすかどうかを評価した。最適情報量を満たす場合には、「不精確さ」は深刻でないとし、満たさない場合には深刻と判断した。なお、CQ に重大なアウトカムが複数あり、それらのアウトカムに患者の利益と害が混在している場合は最も低いエビデンスの確実性を、また、すべてのアウトカムが患者の利益または害のどちらかである場合は最も高いエビデンスの確実性を、"全体的なエビデンスの確実性" とした。

推奨における評価項目

　推奨の作成においては、GRADE の主要４評価項目が示す「推奨の強さを決定する主要４基準」である「全体的なエビデンスの確実性」「利益と害のバランス」「人々（患者）の価値観や意向」「費用対効果」に加えて、「問題の優先度」「介入の許容性」「介入の実行可能性」についても評価した。本診療ガイドラインは、推奨が個々の患者の診療を対象とすることから、介入の公平性については評価基準から除外した。

推奨の方向と強さの決定

　推奨の方向は「推奨する / 推奨しない」、推奨の強さは「強い / 弱い」で、両者を組み合わせ４通りの推奨とした。推奨の方向と強さに関する合意形成は、パネルの 75％以上の合意で承認とし、３回の投票で基準に達しない場合は「弱い推奨」とすることとした。

＊『GRADE システム 第３版』（相原守夫、2018）[3] は、複数の研究を統合して得たエビデンスを「エビデンス総体（body of evidence）」と呼ぶと説明している。「エビデンス総体」は随所に「エビデンス」と略して用いられているため、本診療ガイドラインでは「エビデンス」に統一して用いている。

7　診療ガイドラインの作成資金

本診療ガイドラインは、日本歯科保存学会および日本歯内療法学会の学会事業費のみで作成した。

8　診療ガイドライン作成の組織編成

　作成は、日本歯科保存学会医療合理化委員会内に設置されたう蝕治療ガイドライン作成小委員会および日本歯内療法学会内に設置されたガイドライン委員会が行った。本診療ガイドライン作成には、日本歯科保存学会員 13 人、日本歯内療法学会員 11 人（うち重複 3 人）、図書館司書 1 人、EBM エキスパート 1 人、生物統計学エキスパート 1 人が参加した。

　診療ガイドラインの構成内容など方向性については、両学会の委員長と副委員長および CQ 担当の委員で協議した。各 CQ に 2 人の SR（システマティックレビュー）チームを編成し、バイアスのリスク（RoB）やエビデンスプロファイルの原案作成において、両者に見解の相違が生じれば、他のパネルを入れ検討した。ガイドラインパネルは、EBM および生物統計学エキスパートと文献検索担当の 3 人を除く 21 人とし、アウトカムの重要性、エビデンスの確実性および推奨の決定にかかわった。

● 日本歯科保存学会・う蝕治療ガイドライン作成小委員会（2019 〜 2022 年）

委員長

林　美加子：大阪大学大学院歯学研究科歯科保存学講座　教授

副委員長

清水　明彦：兵庫医科大学歯科口腔外科学講座　非常勤講師

委　員（五十音順）

小幡　純子：九州大学大学院歯学研究院口腔機能修復学講座歯科保存学研究分野　助教

北迫　勇一：外務省大臣官房歯科診療所
　　　　　　東京医科歯科大学大学院医歯学総合研究科う蝕制御学分野

久保　至誠：福岡歯科大学　臨床教授
　　　　　　長崎大学歯学部　非常勤講師

高橋　礼奈：東京医科歯科大学大学院医歯学総合研究科う蝕制御学分野　講師

中嶋　省志：元東京医科歯科大学大学院医歯学総合研究科う蝕制御学分野　非常勤講師

福島　正義：昭和村国民健康保険診療所（福島県大沼郡昭和村）
　　　　　　新潟大学名誉教授

堀江　卓：愛知学院大学歯学部保存修復学講座　講師

前薗　葉月：大阪大学大学院歯学研究科歯科保存学講座　助教

松﨑英津子：福岡歯科大学口腔治療学講座歯科保存学分野　教授

武藤　徳子：神奈川歯科大学歯科保存学講座歯内療法学分野　准教授

桃井　保子：鶴見大学名誉教授

● 日本歯内療法学会・ガイドライン委員会（2020 〜 2023 年）

委員長

林　美加子：大阪大学大学院歯学研究科歯科保存学講座　教授

副委員長

澤田　則宏：エスアンドシー　澤田デンタルオフィス
　　　　　　九州歯科大学　臨床教授
　　　　　　東京医科歯科大学大学院医歯学総合研究科歯髄生物学分野　非常勤講師

委　員 （五十音順）

伊東　有希：岡山大学大学院医歯薬学総合研究科歯周病態学分野　助教

川西　雄三：大阪大学大学院歯学研究科歯科保存学講座　医員

高柴　正悟：岡山大学大学院医歯薬学総合研究科歯周病態学分野　教授

田中　利典：KHI 川勝歯科医院
　　　　　　東北大学大学院歯学研究科エコロジー歯学講座歯科保存学分野　非常勤講師

前薗　葉月：大阪大学大学院歯学研究科歯科保存学講座　助教

松﨑英津子：福岡歯科大学口腔治療学講座歯科保存学分野　教授

八幡　祥生：東北大学大学院歯学研究科エコロジー歯学講座歯科保存学分野　准教授

吉岡　俊彦：吉岡デンタルキュア
　　　　　　東京医科歯科大学大学院医歯学総合研究科歯髄生物学分野　非常勤講師

● 文献検索担当

菅井　健一：日本歯科大学生命歯学部図書館　図書司書

● EBM エキスパート

大田えりか：聖路加国際大学大学院看護学研究科国際看護学　教授

● 生物統計学エキスパート

米岡　大輔：国立感染症研究所 感染症疫学センター　室長

（所属・職位は 2024 年 4 月時点）

9　外部評価

　本診療ガイドラインは、公開に先立ち、両学会の全理事から意見収集を行い、草案全体について評価を受けた。外部評価者は診療ガイドライン作成専門家と臨床歯科医師とし、評価ツールには、AGREE Ⅱ（Advancing guideline development, reporting and evaluation in health care）[6] を使用した。

　評価は、「対象と目的」「利害関係者の参加」「作成の厳密さ」「提示の明確さ」「適用可能性」「編集の独立性」の 6 領域と「全体評価」について行われた。**表 1** に結果の概要を示す。

　評価者からのコメントについては、可能なかぎり本診療ガイドラインに反映させた。反映できなかったコメントについては、次回更新時にそれらへの応答を検討する予定である。また、公開後も、学会ホームページなどで利用者からのフィードバックを受け、それを更新時の情報として活用する予定である。

● 外部評価者 （敬称略）

臨床歯科医師

猪越　重久：東京都台東区開業

清村　正弥：熊本県熊本市開業

杉山　精一：千葉県八千代市開業

木ノ本喜史：大阪府吹田市開業

診療ガイドライン作成専門家

豊島　義博：コクランジャパン　前理事
　　　　　　Minds ガイドライン作成支援部会　前委員

湯浅　秀道：国立病院機構豊橋医療センター

表 1　外部評価（AGREE II による公開前の草案に対する評価）の結果の概要
診療ガイドライン全体の評価：6 人の評価者の平均点（7 点満点）
各領域のスコア（%）：各項目の獲得評点をすべて合計し、その合計点を各領域の満点に対するパーセンテージで示した。

診療ガイドライン全体の評価	
1．この診療ガイドライン全体の質を評価してください。	6.3 点（7 点満点）
2．この診療ガイドラインの使用を推奨する。	推奨する：6 人　推奨する（条件付き）：0 人　推薦しない：0 人

領域 1．対象と目的	
1．診療ガイドライン全体の目的が具体的に記載されている。	
2．診療ガイドラインが取り扱う健康上の課題が具体的に記載されている。	87%
3．診療ガイドラインの適用が想定される対象集団（患者、一般など）が具体的に記載されている。	

領域 2．利害関係者の参加	
4．診療ガイドライン作成グループには、関係するすべての専門家グループの代表者が加わっている。	
5．対象集団（患者・一般など）の価値観や希望が探し求められたか。	84%
6．診療ガイドラインの利用者が明確に定義されている。	

領域 3．作成の厳密さ	
7．エビデンスを検索するために系統的な方法が用いられている。	
8．エビデンスの選択基準が明確に記載されている。	
9．エビデンス総体の強固さと限界が明確に記載されている。	
10．推奨を作成する方法が明確に記載されている。	
11．推奨の作成にあたって、健康上の利益、副作用、リスクが考慮されている。	96%
12．推奨とそれを支持するエビデンスとの対応関係が明確である。	
13．診療ガイドラインの公表に先立って、専門家による外部評価がなされている。	
14．診療ガイドラインの改訂手続きが示されている。	

領域 4．提示の明確さ	
15．推奨が具体的であり、曖昧でない。	
16．患者の状態や健康上の問題に応じて、他の選択肢が明確に示されている。	84%
17．どれが重要な推奨か容易にわかる。	

領域 5．適用可能性	
18．診療ガイドラインの適用にあたっての促進要因と阻害要因が記載されている。	
19．どのように推奨を適用するかについての助言・ツールを提供している。	
20．推奨の適用にあたり、潜在的に資源に関して意味する事柄が考慮されている。	67%
21．診療ガイドラインにモニタリング・監査のための基準が示されている。	

領域 6．編集の独立性	
22．資金源により診療ガイドラインの内容が影響されていない。	
23．診療ガイドライン作成グループメンバーの利益相反が記載され、適切な対応がなされている。	96%

10　患者を含めた利害関係者の関与

　本診療ガイドラインの対象者は、永久歯の歯髄に近接する、あるいは歯髄に至る深在性う蝕を有する患者である。また、利害関係については、意見収集会議にて、歯科関連学会に所属する歯科医師および大学研究者、開業歯科医師、患者代表の意見を聴取し、可能なかぎり意向を反映させた。

11　普及の方策

　本診療ガイドラインは、学会ホームページにフリーアクセスで公開し、書籍としても出版する。また、公益財団法人 日本医療機能評価機構 Minds（マインズ）や日本歯科医学会の診療ガイドラインライブラリーでの公開を予定している。さらに、セミナーやシンポジウムを開催し普及に努める。

12 評価と使用

　診療ガイドライン作成プロセスに関する内部評価を実施するほか、日本歯科保存学会および日本歯内療法学会の会員から、診療ガイドライン使用に関する評価を受け付ける予定である。

13 改訂の予定

　更新の期間については、歯科臨床医療の変化に応じて適宜、短縮・延長を検討する。両学会の委員会は、本診療ガイドラインの公開後、新しく発表されるエビデンスを系統的に把握し、更新時の資料を収集する。本診療ガイドラインの部分的更新が必要になった場合には、学会ホームページに掲載する。

14 利益相反

　本診療ガイドライン作成にかかる構成員に、アカデミック COI および経済的 COI について、日本歯科保存学会および日本歯内療法学会が定めるところの開示すべき利益相反はない。

15 参考文献

1）日本歯科保存学会 編．MI（Minimal Intervention）を理念としたエビデンス（根拠）とコンセンサス（合意）に基づく う蝕治療ガイドライン．永末書店：京都；2009.
　http://www.hozon.or.jp/member/publication/guideline/file/guideline_2009.pdf（2024 年6月 12 日アクセス）
2）日本歯科保存学会 編．う蝕治療ガイドライン．第2版．永末書店：京都；2015.
　http://www.hozon.or.jp/member/publication/guideline/file/guideline_2015.pdf（2024 年6月 12 日アクセス）
3）相原守夫．診療ガイドラインのための GRADE システム．第3版．中外医学社：東京；2018.
4）Fitch K, Bernstein SJ, Aguilar MD, Burnand B, LaCalle JR, Lazaro P, Loo Mvh, McDonnell J, Vader J, Kahan JP. The RAND/UCLA Appropriateness Method User's Manual. 2001.
5）GRADEpro GDT. GRADEpro Guidence Prime. Inc.
　https://www.gradepro.org（2024 年6月 12 日アクセス）
6）日本医療機能評価機構 EBM 医療情報部 監訳．AGREE Ⅱ 日本語訳版（2022 年9月改訂）．2022.
　https://minds.jcqhc.or.jp/docs/evaluation/evaluation-tools/agree/agree2.pdf（2024 年6月 12 日アクセス）

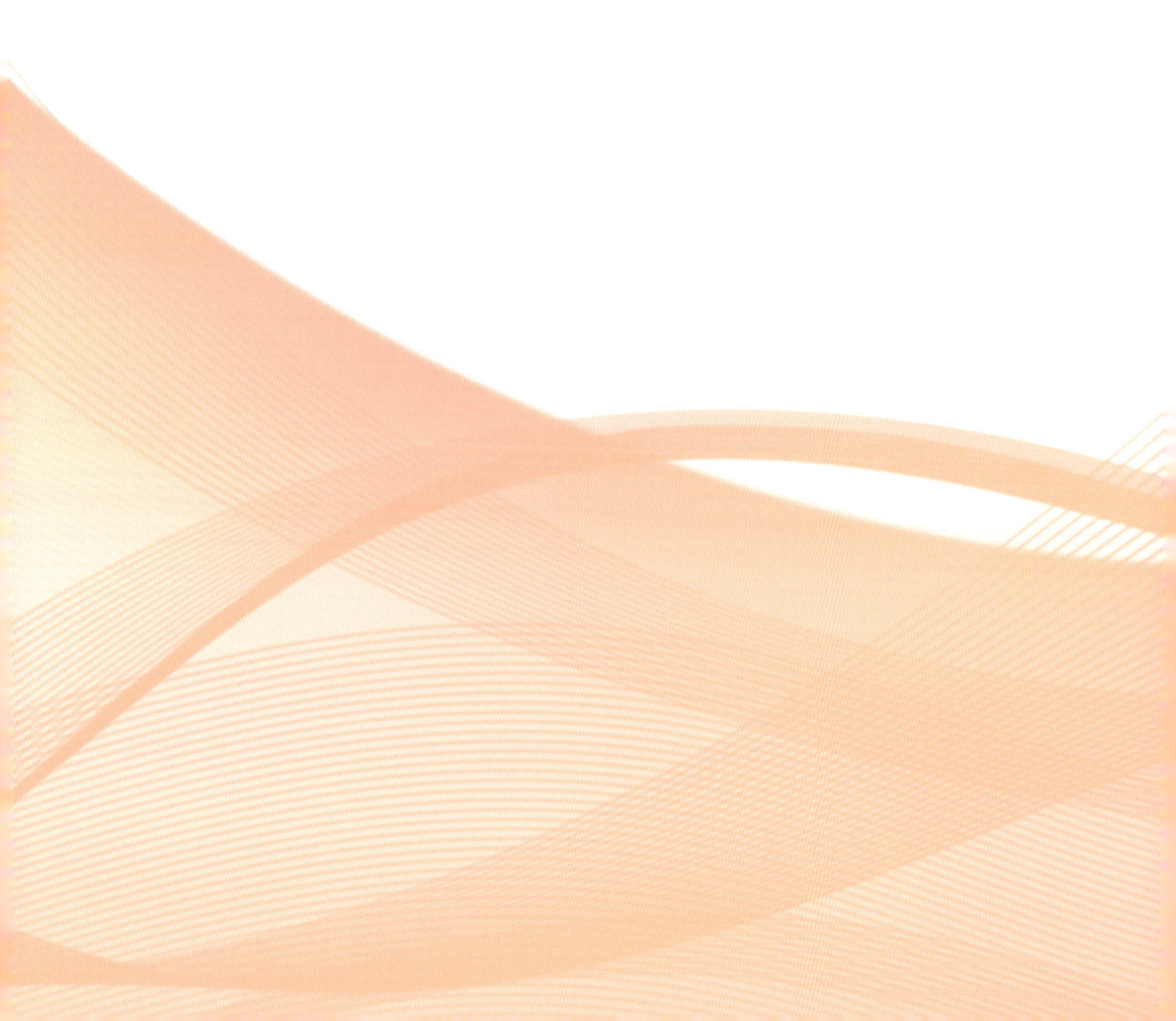

第2部

歯髄保護の臨床的意義

CQ 設定からエビデンス検索まで

I　歯髄保護の臨床的意義と診療ガイドラインの必要性

1　超高齢社会における歯髄保護の重要性

　超高齢社会では、高齢者を治療する頻度が高いことのみならず、人生 100 年を見据えた長期的視点に立った治療計画が必要である。そして、歯の長期保存のためには、歯髄保護が重要な要因の一つであることは、誰もが認めるところである。

　2018 年の 8020 推進財団による永久歯の抜歯原因調査[1] によると、抜歯の 2 大原因は依然としてう蝕と歯周病であり、それに続く原因として挙げられている歯根破折は 2005 年に 11.4％であったのが、2018 年には 17.8％（**図 1**）に増加している。また、抜歯となった歯の歯髄の状態の分析では、有髄歯が 36.0％、無髄歯が 62.7％であり、歯髄保存が歯の維持にかかわっていることが示されている。さらに長期の臨床研究より、定期的な予防プログラムを受けた患者においては、う蝕と歯周病はおおむね予防できる疾患であることが示されており、そのような患者では歯根破折が抜歯の主たる原因であったとの報告がある[2,3]。しかも、歯根破折は圧倒的に無髄歯に高頻度に発生している（**図 2**）ことから、歯髄保護が長期の歯の保存のためにきわめて重要であることは明らかである[1]。

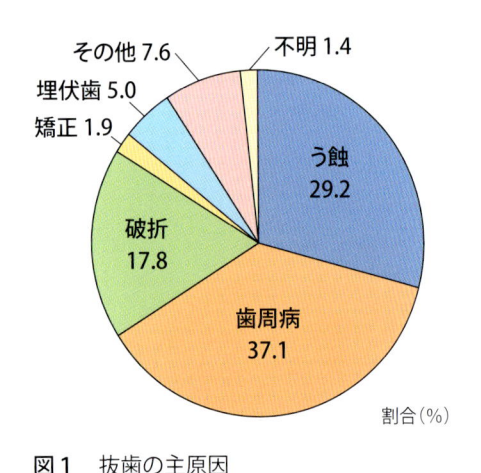

図1　抜歯の主原因
（8020 推進財団. 第 2 回永久歯の抜歯原因調査報告書. 2018, p25. より引用）

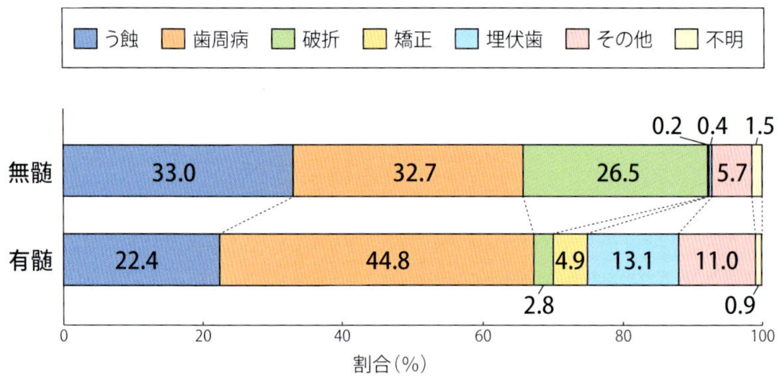

図2　抜歯主原因の歯髄の状態別比較
（8020 推進財団. 第 2 回永久歯の抜歯原因調査報告書. 2018, p27. より引用）

2　象牙質接着システムの進化による歯髄保護の変革

　Dentin-pulp complex（象牙質－歯髄複合体）の考え方が提唱されて以来、象牙質が口腔に露出した時点で、歯髄保護を考える視点が受け入れられてきた[4]。

　象牙質接着システムは、歯質接着性モノマーの開発や樹脂含浸象牙質（ハイブリッドレイヤー）の解明に伴い、現在では、接着の対象を歯質のみならず多種多様な歯科材料へと広げながら進化を続けている[5]。2000 年代初めより提唱されてきた必要最小限の歯質切削治療（Minimal Intervention Dentistry：MID）[6] は、歯質接着システムの進化が可能にしたといえる。

　象牙質接着システムの開発初期には、不十分な接着性能に起因してコンポジットレジン修復の術後に歯髄症状が高頻度に発生したため、深い窩洞の修復の際にはセメント裏層が強く推奨された[7]。その後、象牙質接着性能が飛躍的に向上したことにより、術後の歯髄症状への懸念は払拭されたばかりか、深在性う蝕の修復の際には、象牙質接着システムが形成する樹脂含浸象牙質が歯髄保護の最前線であると理解されるようになった[8]。現在では、接着は、単なる「くっつける接着」から「封鎖する・歯を守る接着」としての機能が高く評価されている。これが、本診療ガイドラインにおいて、歯髄保護の最初のトピックを「裏層は必要か？」とした背景である。

3 機能性材料 MTA による歯髄保護の変革

　Mineral Trioxide Agrregate（MTA）は、酸化カルシウムが主成分で、数種類の無機成分から構成される水硬性セメントである。初発製品である ProRoot[®] MTA（Dentsply Tulsa Dental, Tulsa, OK, USA）が 1998 年に発売されて以来、直接覆髄、逆根管充填、穿孔封鎖などについて、従来の水酸化カルシウム製剤と比較して、より良好な成績が次々と報告されるようになり、歯内療法領域では欠かせない治療材料となっている[9]。

　とりわけ歯髄保存療法において、歯髄が生物活性および再生能力が高い組織であるとの理解が進んだことを背景に、従来はう蝕が原因で露髄をきたした場合には即座に抜髄が適応されていたが、そのような露髄に対しても MTA を用いた直接覆髄あるいは断髄により、従来の適応症の範囲を超えた歯髄保存が実現できる可能性が広がってきた[10,11]。

　本診療ガイドラインでは、う蝕による露髄の際にも最大限に歯髄保存を図ることを念頭に、直接覆髄と断髄に対する MTA の臨床有用性を、従来の水酸化カルシウム製剤と比較することで明らかにすることとした。

4 ESE と AAE の歯髄保存療法に関するポジションステートメント

　European Society of Endodontology（ESE：ヨーロッパ歯内療法学会）と American Association of Endodontics（AAE：米国歯内療法学会）という歯内療法領域では国際的に最も影響力がある 2 つの学会が、2019 年と 2021 年にそれぞれ、Vital Pulp Treatment[12] あるいは Vital Pulp Therapy[13]（いずれも VPT と略す）に関する提言を発表した。そこでは、最大限に歯髄を保存することを念頭に、間接覆髄、直接覆髄、そして断髄について、診断から覆髄剤および最終修復まで網羅的に解説している。ESE と AAE の VPT に関する考え方の明らかな違いは、深在性う蝕の除去方法である。すなわち、ESE がう蝕による露髄を可能なかぎり回避するために、段階的にう蝕を除去する stepwise excavation（ステップワイズエキスカベーション）を推奨している[12] のに対し、AAE はあくまでも、う蝕の一括除去を勧めており、徹底的に感染象牙質を除去したうえで露髄をきたした場合には、直接覆髄あるいは断髄を推奨している[13]。現時点では、いずれのう蝕除去法が長期経過後の歯髄保存に益するかについては明らかになっておらず、国際的な枠組みで議論が継続している。

　本診療ガイドラインでは、これまでに日本歯科保存学会が発信してきた『う蝕治療ガイドライン』[14] および『う蝕治療ガイドライン 第 2 版』[15] の流れを踏襲して、露髄の可能性の高い深在性う蝕には暫間的間接覆髄法を実施して露髄を回避することを診療の軸として考えている。そして、暫間的間接覆髄法を行ったうえでも露髄をきたす場合には、直接覆髄あるいは断髄を適応するとの診療の流れを想定して議論を進めた。

　一方、日本歯内療法学会から本診療ガイドライン作成に参加している委員は、AAE が推奨するう蝕一括除去を日常臨床で実践して、良好な治療経過を経験している。このことを勘案して、本診療ガイドラインでは、深在性う蝕の除去方法について、暫間的間接覆髄法と一括除去のいずれをも含めて、う蝕で露髄した場合の歯髄保護に焦点を当てることとした。

5 日本の卒前教育における歯髄保存療法の変化

　従来の日本の卒前教育における直接覆髄の適応は、歯質切削時や外傷に伴う偶発的露髄が対象であり、う蝕に起因する露髄への直接覆髄は、歯髄が健全に保てる場合のみときわめて限定的であった。しかしながら、近年の臨床研究や in vivo 研究の知見より、歯髄が生物活性と再生能力に優れた組織であることが認識されるにつれて、う蝕による露髄への直接覆髄の適応範囲は確実に拡大してきている[12,13]。これには、歯髄という組織への理解が深まったことに加えて、上述の接着性材料および MTA に代表される機能性材料の開発がなくてはならない要因であった[9-11]。

　実際、わが国の卒前教育の教科書での永久歯の「断髄」は、かつては「歯髄除去療法」に分類されていたものが、最新版では「歯髄保存療法」に分類されている[16]。このように、歯髄保存療法は、歯髄保護をより積極的に実践する方法に確実に進んでいる。

6　歯髄診断の難しさと CQ の設定

　深在性う蝕の生活歯髄は、可逆性歯髄炎と不可逆性歯髄炎のいずれかに診断され、さらに後者は臨床症状の有無により、症候性と無症候性に分類される。臨床では、医療面接を通じて自発痛や誘発痛など歯髄の症状に関する情報を収集し、口腔内所見と歯髄検査、さらにはエックス線画像所見を総合して歯髄診断を進める。この可逆性歯髄炎と不可逆性歯髄炎の診断は、歯髄保存の可否に直結する臨床的分類であり、これまでは、可逆性歯髄炎であれば歯髄保存療法が、不可逆性歯髄炎であれば歯髄除去療法としての抜髄が適応とされてきた。

　近年、生体親和性の高い機能性材料として MTA の登場や、拡大視野での治療といった環境の変化から、不可逆性歯髄炎と診断された歯でも歯髄保存に成功した症例報告が数多くなされている[12, 13]。こうなると、臨床において歯髄保存療法か除去療法かを明確に分ける歯髄診断法および診断名が求められるが、現状ではそのような指標はまだ確立されていない。

　その理由として、患者の主観的な情報や、温度診、歯髄電気診といった歯髄検査からは、歯髄の炎症の重篤度や進行が正確に把握できないことが挙げられる。一方で、感染した壊死組織や強い炎症の波及した組織を的確に除去することができれば、そこから深部の歯髄は保存できるはずである。しかし、現状では臨床症状の有無から治療法を決定することは難しく、術中の露髄面を視認して歯髄の状態を評価することで、歯髄保存の最大限の可能性を探っている。その際には、露髄した歯髄の止血の容易さ[17]（図3 b、図4 f）と、歯髄表層に毛細血管構造が確認できるか（図4 f）などの組織の状態を評価しながら処置範囲を決定したうえで、機能性材料である MTA を適応している（図3 c、図4 g, h）。また、露髄面をいかに緊密に封鎖できるか（図3 d、図4 h, i）も、覆髄および断髄の臨床における成功の重要なポイントである。

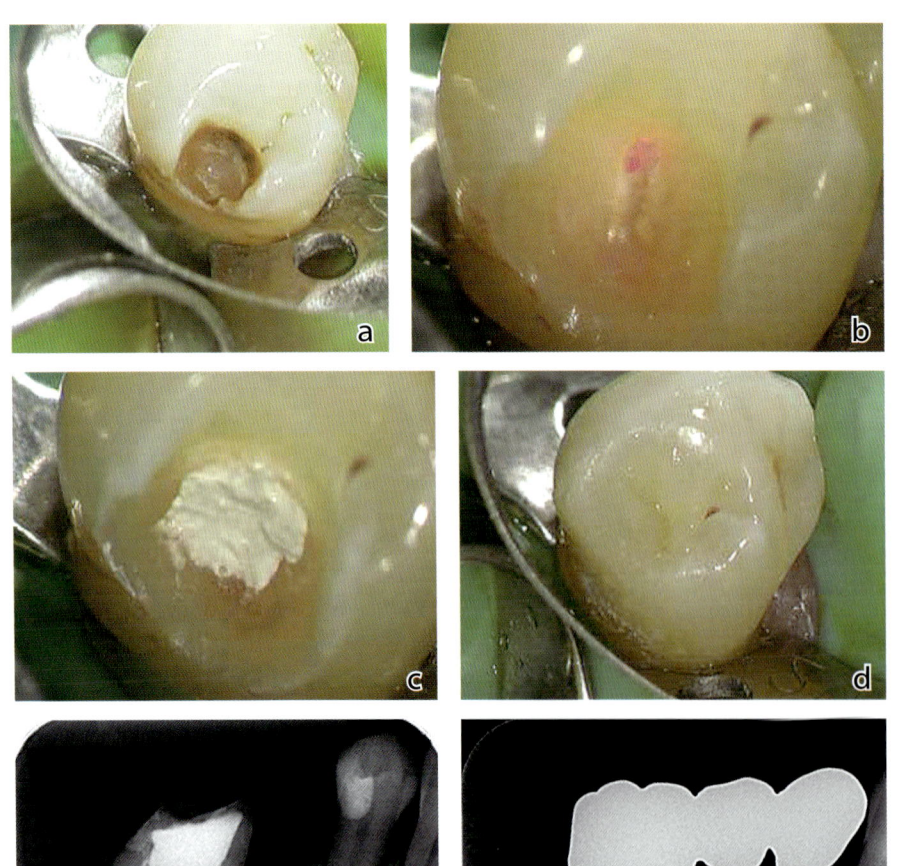

図3　4|に直接覆髄を適応した症例
a：術前に咬合面遠心にう蝕を認めた。
b：う蝕は深部に及んでおり、感染象牙質を除去すると露髄を認めた。露髄面の止血を確認した。
c：MTA を露髄面に貼付。
d：接着システムとコンポジットレジンにて修復。
e：術後臨床症状は認めない。
f：術後2年。患歯はブリッジの支台歯となった。

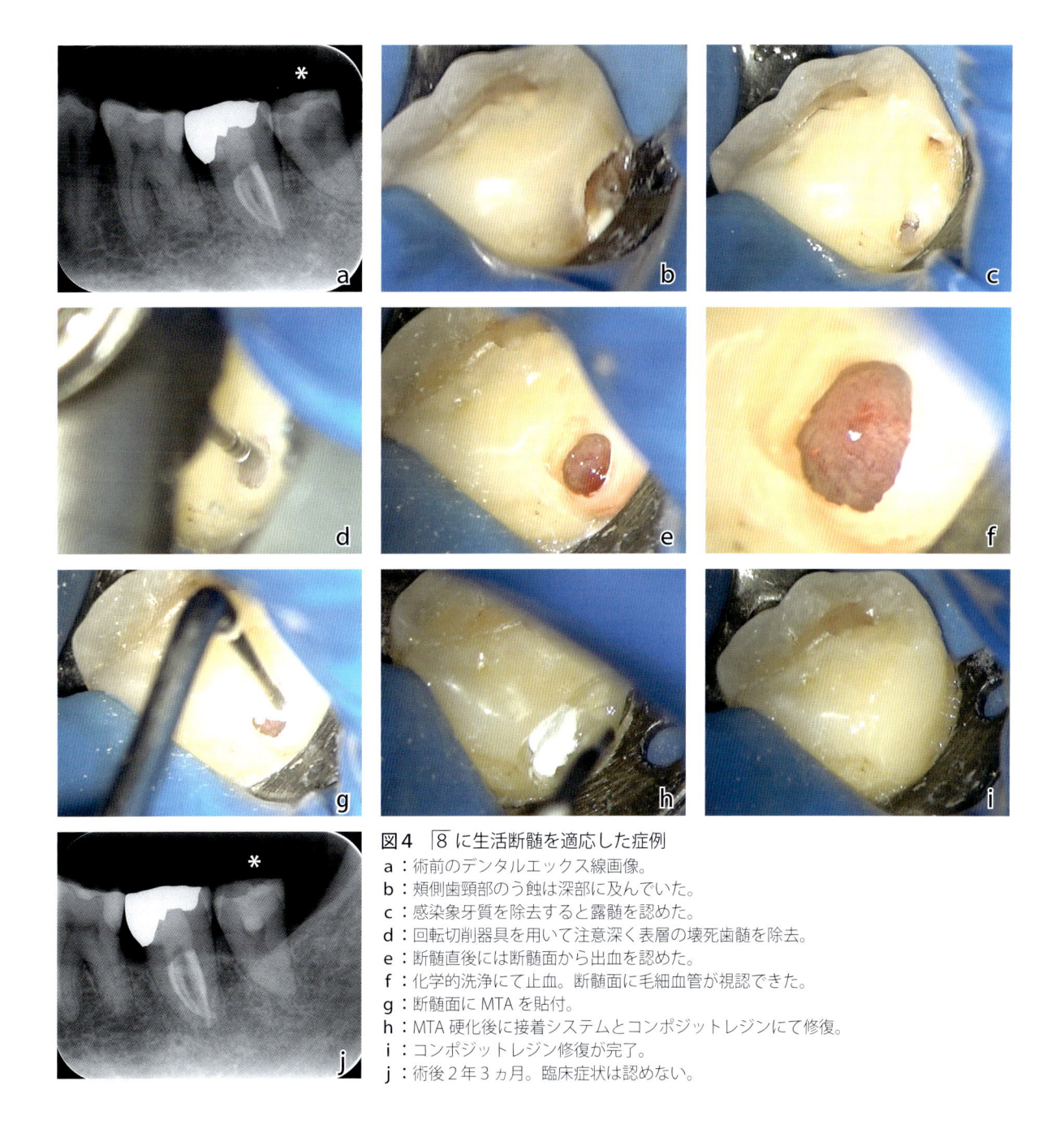

図4 ⌐8 に生活断髄を適応した症例
a：術前のデンタルエックス線画像。
b：頬側歯頸部のう蝕は深部に及んでいた。
c：感染象牙質を除去すると露髄を認めた。
d：回転切削器具を用いて注意深く表層の壊死歯髄を除去。
e：断髄直後には断髄面から出血を認めた。
f：化学的洗浄にて止血。断髄面に毛細血管が視認できた。
g：断髄面に MTA を貼付。
h：MTA 硬化後に接着システムとコンポジットレジンにて修復。
i：コンポジットレジン修復が完了。
j：術後 2 年 3 ヵ月。臨床症状は認めない。

　このように、不可逆性歯髄炎と診断されていた症例でも歯髄保存療法が可能となってきたことは、歯の長期保存において有利ではあるものの、臨床においては歯髄保存の可否を、的確に術前に見極めることは依然として難しい。この臨床課題を解決すべく、歯髄分野の研究者は、精確な術前診断法の開発と、露髄面から歯髄の状態を迅速に判定するチェアサイド・バイオマーカーの発見に取り組んでいる[18, 19]。

　以上のような背景により、本診療ガイドラインでは歯髄診断法を議論する CQ の設定には至らなかった。また、う蝕により露髄した歯髄に対して、直接覆髄か断髄のいずれを選択するかについては、歯髄の感染と炎症の波及範囲で決まるため、臨床では術中に歯髄を観察しながら術式を選択することになる。う蝕に起因する露髄に対して、抜髄・直接覆髄・断髄のいずれを選択すべきかについては、SR（システマティックレビュー）の対象となる臨床研究が十分に蓄積されていないのが現状である。このため、診療ガイドライン作成は、歯髄保存療法の検査・診断に先んじることにはなるが、現段階で良質の臨床研究が蓄積されているトピック、「直接覆髄または断髄を選択した場合に水酸化カルシウム製剤と MTA のいずれの材料を使うべきか」から着手することとした。

7　参考文献

1）8020 推進財団．第 2 回永久歯の抜歯原因調査報告書．2018．25-27, 32.
https://www.8020zaidan.or.jp/pdf/Tooth-extraction_investigation-report-2nd.pdf（2024 年 6 月 13 日アクセス）

2）Axelsson P, Nyström B, Linde J. The long-term effect of a plaque control program on tooth mortality, caries and periodontal disease in adults. Results after 30 years of maintenance. J Clin Periodontol 2004; 31: 749-757. doi: 10.1111/j.1600-051X.2004.00563.x.

3）Kawahara H, Inoue M, Okura K, Oshima M, Matsuka Y. Risk factors for tooth loss in patients undergoing mid-long-term maintenance: a retrospective study. Int J Environ Res Public Health 2020; 17: 6258. doi: 10.3390/ijerph17176258.

4）林美加子，北迫勇一，高橋礼奈，二階堂徹．「接着」による歯髄保護の新しい基軸．日歯内療会誌 2021; 42: 77-82.

5）西山則宏，二階堂徹．基礎編 第 3 章 接着材．日本接着歯学会 編．接着歯学．第 2 版．医歯薬出版：東京；2015．129-140.

6）Tyas MJ, Anusavice KJ, Frencken JE, Mount GJ. Minimal intervention dentistry--a review. FDI Commission Project 1-97. Int Dent J. 2000; 50:1-12. doi: 10.1111/j.1875-595x.2000.tb00540.x.

7）Hume WR. A new technique for screening chemical toxicity to the pulp from dental restorative materials and procedures. J Dent Res 1985; 64: 1322-1325.

8）二階堂徹．接着による歯髄保護．接着・機能性材料を活用した歯髄保護．ヒョーロン・パブリッシャーズ：東京；2020．28-33.

9）興地隆史，韓臨麟，重谷佳見，吉羽邦彦．MTA の理化学的・生物学的特性と臨床．日歯内療会誌 2012; 33: 3-13.

10）Cushley S, Duncan HF, Lappin MJ, Chua P, Elamin AD, Clarke M, El-Karim IA. Efficacy of direct pulp capping for management of cariously exposed pulps in permanent teeth: a systematic review and meta-analysis. Int Endod J 2021; 54: 556-571. doi: 10.1111/iej.13449.

11）高橋雄介，岡本基岐，林美加子．MTA による歯髄保存療法．興地隆史 編著．MTA アップデイト 2021-2022．ヒョーロン・パブリッシャーズ：東京；2022．26-41.

12）European Society of Endodontology position statement. Management of deep caries and the exposed pulp. Int Endod J 2019; 52: 923-934. doi: 10.1111/iej.13080.

13）AAE position statement on vital pulp therapy. J Endod 2021; 47: 1340-1344. doi: 10.1016/j.joen.2021.07.015.

14）日本歯科保存学会 編．MI（Minimal Intervention）を理念としたエビデンス（根拠）とコンセンサス（合意）に基づく う蝕治療ガイドライン．永末書店：京都；2009．52-69.
http://www.hozon.or.jp/member/publication/guideline/file/guideline_2009.pdf（2024 年 6 月 14 日アクセス）

15）日本歯科保存学会 編．う蝕治療ガイドライン．第 2 版．永末書店：京都；2015．113-137.
http://www.hozon.or.jp/member/publication/guideline/file/guideline_2015.pdf（2024 年 6 月 14 日アクセス）

16）興地隆史，石井信之，北村知昭，林美加子 ほか編．エンドドンティクス．第 6 版．第 9 章 歯髄保護と歯髄保存療法．永末書店：京都；2022．103-114.

17）Matsuo T, Nakanishi T, Shimizu H, Ebisu S. A clinical study of direct pulp capping applied to carious-exposed pulps. J Endod 1996; 22; 551-556. doi: 10.1016/S0099-2399 (96) 80017-3.

18）Rechenberg DK, Galicia JC, Peters OA. Biological markers for pulpal inflammation: A systematic review. PLos One 2016: 11; e0167289. doi: 10.1371/journal.pone.0167289.

19）Zanini M, Meyer E, Simon S. Pulp inflammation diagnosis from clinical to inflammatory mediators: A systematic review. J Endod 2017: 43; 1033-1051. doi: 10.1016/j.joen.2017.02.009.

Ⅱ　CQ の設定からエビデンス検索まで

1　臨床上の疑問の生成

　PICO 形式の CQ の設定は、日本歯科保存学会員から収集した意見と日本歯内療法学会・ガイドライン委員会の意見を基にパネルで設定した。深在性う蝕の歯髄保護に関する CQ の分析的枠組み Analytic Framework（AF）が、**図5** である。

　本診療ガイドラインで採用した CQ は以下である。

CQ 1：深在性う蝕に対するコンポジットレジン修復に裏層を行うべきか

CQ 2：露髄の可能性のある深在性う蝕に対して暫間的間接覆髄を行うべきか

CQ 3：感染歯質除去後の露髄した永久歯に直接覆髄する場合、MTA と水酸化カルシウム製剤のいずれを使用すべきか

CQ 4：感染歯質除去後の露髄した永久歯に断髄する場合、MTA と水酸化カルシウム製剤のいずれを使用すべきか

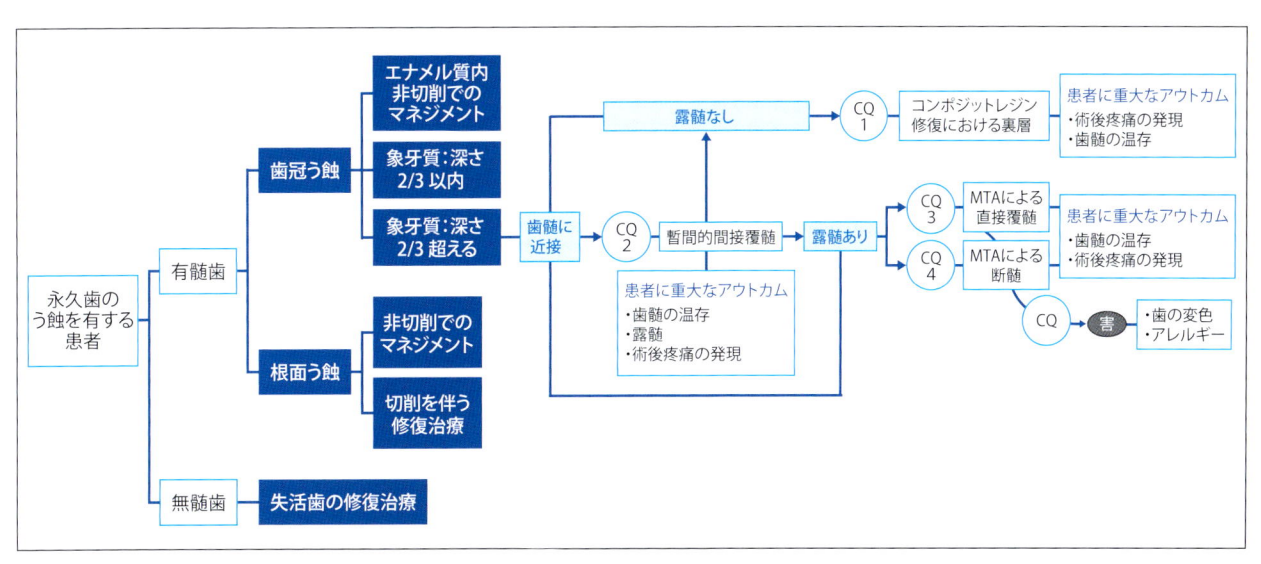

図5　永久歯の深在性う蝕の歯髄保護に関する分析的枠組み（Analytic Framework）

2　アウトカムの設定

　各 CQ のアウトカムは、ガイドラインパネルで協議して抽出した。抽出した各アウトカムの重要性は、ガイドラインパネルの投票により 1〜9 点スケールを使って等級づけし、「重大なアウトカム（スケール 7〜9 点）」「重要なアウトカム（スケール 4〜6 点）」「重要でないアウトカム（代理アウトカムを含む）（スケール 1〜3 点）」の 3 つのいずれかに分類した。SR（システマティックレビュー）においては、患者にとって重大なアウトカムと重要なアウトカムを採用し、本診療ガイドラインにおける推奨の強さと方向の決定には、患者にとって重大なアウトカムのみを考慮した。

　CQ 1〜3 のアウトカムは、日本歯科保存学会・う蝕治療ガイドライン作成小委員会ガイドラインパネル 13 人による投票で各アウトカムの等級づけを行い、CQ 4 のアウトカムは、日本歯内療法学会・ガイドライン委員会ガイドラインパネル 11 人により等級づけを行い、その重要性を決定した。また、75% の合意形成が得られなかったものについては再投票を行った。なお、CQ 3 および 4 のアウトカムは、両委員会で協議して内容の整合を図った。

　それぞれの CQ のアウトカムの評価は、**表1** のとおりである。

表1　各 CQ のアウトカムの評価

CQ 1	深在性う蝕に対するコンポジットレジン修復に裏層を行うべきか		
アウトカム			中央値
1　術後疼痛の発現がない（1週間）	重大		8.5
2　術後疼痛の発現がない（1ヵ月）	重大		8.5
3　術後疼痛の発現がない（12ヵ月）	重大		8.5
4　歯髄の温存	重大		9
5　修復物の破折がない	重要		5.5
6　二次う蝕が発現しない	重要		5

CQ 2	露髄の可能性のある深在性う蝕に対して暫間的間接覆髄を行うべきか	
アウトカム		中央値
1　歯髄の温存	重大	8
2　露髄	重大	9
3　術後疼痛の発現	重大	8

CQ 3	感染歯質除去後の露髄した永久歯に直接覆髄する場合、MTA と水酸化カルシウム製剤のいずれを使用すべきか	
アウトカム		中央値
1　歯髄の温存（12ヵ月）	重大	9
2　術後疼痛の発現（短期）	重大	8
3　歯の変色（害）	重大	7
4　アレルギー（害）	重要	6

CQ 4	感染歯質除去後の露髄した永久歯に断髄する場合、MTA と水酸化カルシウム製剤のいずれを使用すべきか	
アウトカム		中央値
1　歯髄の温存（12ヵ月）	重大	9
2　術後疼痛の発現（短期）	重大	7
3　歯の変色（害）	重大	7
4　アレルギー（害）	重大	8

CQ 1 のアウトカム 1〜3 は「術後疼痛」、またアウトカム 6 は「二次う蝕」とするのが、本来望ましい。しかし、これらのアウトカムでは介入群、対照群ともにイベント発生率が 0 のため、フォレストプロットでの解析ができない。そこで、CQ 1 については、アウトカム 4 と 5 を含め、すべてのアウトカムを患者利益の文言で統一することとした。

3　採用するエビデンスの決定ならびにエビデンスの検索

　各 CQ の PICO について、対象となる患者に関する組み入れ基準と除外基準を、事前にガイドラインパネルで決定し適用した。対象は、永久歯の歯髄に近接する、あるいは歯髄に至る深在性う蝕を有する患者であり、乳歯は対象としていない。観察期間 6 ヵ月以上のランダム化比較試験（Randomized Controlled Trial：RCT）、非ランダム化比較試験（Non-Randomized Controlled Trial：NRCT）のうち、裏層、暫間的間接覆髄、直接覆髄と断髄における MTA の効果を検討した研究を組み入れた。サンプルサイズ 20 以下の研究や、観察研究（cohort study）および症例対象研究（case control study）、症例報告（case series、case report）や抄録（abstract）は除外した。

　文献検索担当の図書館司書と SR（システマティックレビュー）チームが各 CQ に特化した検索式を策定し、PubMed（1946〜2021）、CENTRAL/ コクランライブラリー（1898〜2021）、医学中央雑誌（1946〜2021）のデータベースから英語および日本語論文を抽出した。加えて、CPG（診療ガイドライン）と SR を含めた連合検索エンジンとしての ACCESSSS（CPG と SR の検索）や Epistemonikos（SR の検索）および GIN（診療ガイドラインの検索）を利用して、「う蝕治療（dental caries, therapy）」に関連する論文を抽出した。検索対象の年代は設定しなかった。組み入れ対象とするエビデンスの研究デザインは、利益に関しては RCT として検索した。作成した検索式を資料 1（p.60）に示す。また、害については観察研究や基礎研究も対象として広く検討した。

　各 CQ の検索結果、PRISMA フローおよび採用・除外論文の詳細を資料 1〜3（p.60〜71）に示す。最終的に、CQ 1 で 2 件、CQ 2 で 3 件、CQ 3 で 2 件、CQ 4 で 6 件の RCT を組み入れ論文とした。

第3部

歯髄保護の診療ガイドライン

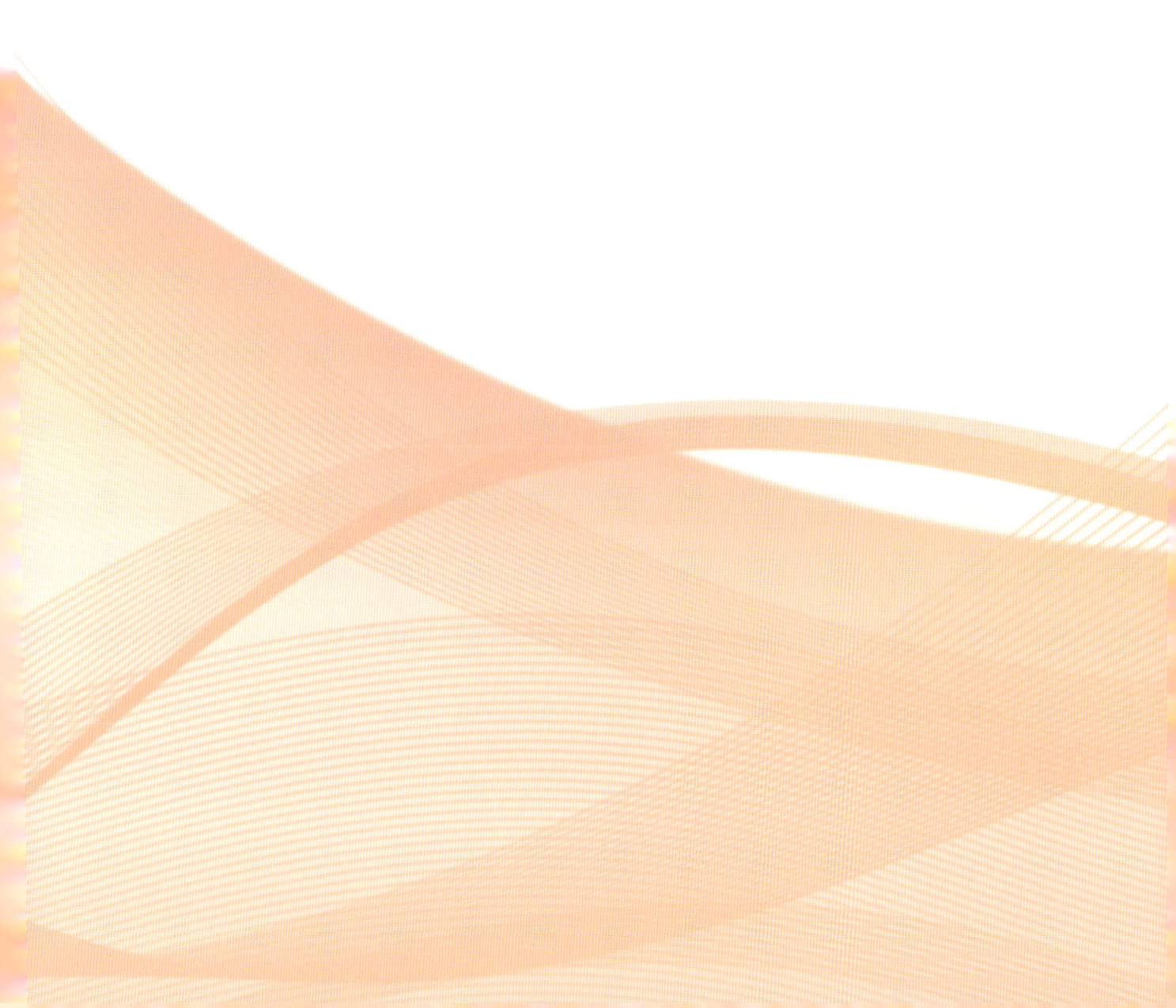

CQ 1　深在性う蝕に対するコンポジットレジン修復に裏層を行うべきか

【推奨】

露髄はしていない深い窩洞を確実な接着によってコンポジットレジンで修復した場合、裏層の有無は術後の歯髄症状の発現、修復物の破折、二次う蝕の発現に影響を及ぼさない。よって、深在性う蝕に対するコンポジットレジン修復において裏層を行わないことを推奨する。

推奨の強さ：強い推奨反対※／エビデンスの確実性＊：中

※ パネル（16 人）の投票結果：強い推奨反対 16 人

1　採用した研究論文の概要

1）Banomyong ら（タイ，2013）の研究[1] の概要〈研究の詳細は「5. 構造化抄録」（p.24）を参照〉

マヒドン大学歯学部クリニックにて、第一大臼歯または第二大臼歯に深さ 3 mm 以上だが、露髄はしていない咬合面深在性う蝕を 1 歯以上有する 18 〜 30 歳の患者 53 人 62 歯を、う蝕検知液を用いて低速のスチールバーとスプーンエキスカベーターにてう蝕除去を行った。裏層を行わない介入群（28 人 31 歯）と、光硬化型グラスアイオノマーセメントによる裏層を行う対照群（25 人 31 歯）にランダムに振り分けた。その後、両群とも、接着システムとコンポジットレジンを用いて修復を行った。その結果、両群とも 1 ヵ月後、12 ヵ月後、24 ヵ月後において術後疼痛の発現はなく、歯髄が non-vital と判定された歯もなかった。

2）Torres ら（ブラジル，2020）の研究[2] の概要〈研究の詳細は「5. 構造化抄録」（p.24）を参照〉

ブラジルの大学の歯科クリニックにて、Ⅰ級もしくはⅡ級の深在性う蝕（エックス線上で象牙質の歯髄側 1/4 に達しているが、歯髄に達していないう蝕）を臼歯に 2 歯有する成人（38 ± 5.6 歳）30 人（60 歯）を対象に、う蝕除去後に、1 歯を裏層を行わない介入群、もう 1 歯を光硬化型グラスアイオノマーセメントによる裏層を行う対照群とした。その後、両群とも接着システムとコンポジットレジンを用いて修復を行った。

術後疼痛、修復物の破折、二次う蝕について、1 週間後、12 ヵ月後、24 ヵ月後に 5 段階で評価した。その結果、術後疼痛は、1 週間後に両群とも 30 歯中 1 歯が軽度の短時間の疼痛の出現、12 ヵ月後、24 ヵ月後は両群とも術後疼痛の発現はなかった。修復物の破折では、24 ヵ月後に裏層を行わない介入群で 30 歯中 1 歯、裏層を行う対照群で 30 歯中 3 歯に、小さなヘアラインクラックが認められた。二次う蝕は、両群とも 1 週間後、12 ヵ月後、24 ヵ月後において認められなかった。

2　複数の論文データを統合しエビデンスの確実性を得る

1）採用された論文のデータの統合

Banomyong と Torres の研究〈研究の詳細は「5. 構造化抄録」（p.24）を参照〉では、術後疼痛について評価している。Banomyong は術後疼痛の有無について評価しているが、Torres は術後疼痛を 5 段階で評価している。本診療ガイドラインでは、Torres の研究で、軽微でも術後疼痛が認められた場合は術後疼痛ありとし、術後疼痛の有無で評価を行った。

....

＊ エビデンスの確実性と定義[3]
・高（High）：真の効果が効果推定値に近いことに大きな確信がある。
・中（Moderate）：効果推定値に対し中等度の確信がある。つまり、真の効果は効果推定値に近いと考えられるが、大きく異なる可能性も否めない。
・低（Low）：効果推定値に対する確信性には限界がある。真の効果は効果推定値とは大きく異なるかもしれない。
・非常に低（Very low）：効果推定値に対し、ほとんど確信がもてない。真の効果は、効果推定値とは大きく異なるものと考えられる。

２）フォレストプロットとバイアスのリスク（RoB）

アウトカム１：術後疼痛の発現がない（１週間）

Study or Subgroup	［介入］裏層なし Events	Total	［対照］裏層あり Events	Total	Weight	Risk Ratio IV, Random, 95% CI
Torres（2020）	29	30	29	30	100.0%	1.00 [0.91, 1.10]
Total (95% CI)		30		30	100.0%	1.00 [0.91, 1.10]
Total events	29		29			

Heterogeneity : Not applicable
Test for overall effect : Z = 0.00 (P = 1.00)

相対効果（Risk Ratio：RR）は1.00なので、「術後疼痛の発現がない（１週間）」は、介入（裏層なし）と対照（裏層あり）で差はない。

アウトカム２：術後疼痛の発現がない（１ヵ月）

Study or Subgroup	［介入］裏層なし Events	Total	［対照］裏層あり Events	Total	Weight	Risk Ratio IV, Random, 95% CI
Banomyong（2013）	31	31	31	31	100.0%	1.00 [0.94, 1.06]
Total (95% CI)		31		31	100.0%	1.00 [0.94, 1.06]
Total events	31		31			

Heterogeneity : Not applicable
Test for overall effect : Z = 0.00 (P = 1.00)

RRは1.00なので、「術後疼痛の発現がない（１ヵ月）」は、介入（裏層なし）と対照（裏層あり）で差はない。

アウトカム３：術後疼痛の発現がない（12ヵ月）

Study or Subgroup	［介入］裏層なし Events	Total	［対照］裏層あり Events	Total	Weight	Risk Ratio IV, Random, 95% CI
Banomyong（2013）	31	31	31	31	51.6%	1.00 [0.94, 1.06]
Torres（2020）	30	30	30	30	48.4%	1.00 [0.94, 1.07]
Total (95% CI)		61		61	100.0%	1.00 [0.96, 1.05]
Total events	61		61			

Heterogeneity : Tau^2 = 0.00 ; Chi^2 = 0.00, df = 1 (P = 1.00) ; I^2 = 0%
Test for overall effect : Z = 0.00 (P = 1.00)

RRは1.00なので、「術後疼痛の発現がない（１年）」は、介入（裏層なし）と対照（裏層あり）で差はない。

アウトカム４：歯髄の温存

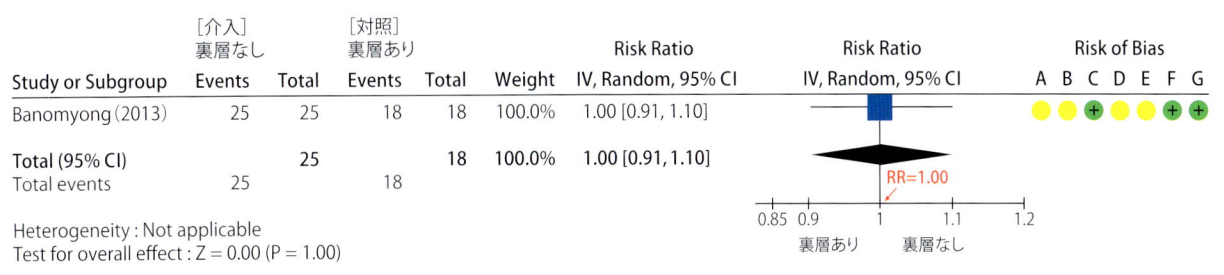

Study or Subgroup	［介入］裏層なし Events	Total	［対照］裏層あり Events	Total	Weight	Risk Ratio IV, Random, 95% CI
Banomyong（2013）	25	25	18	18	100.0%	1.00 [0.91, 1.10]
Total (95% CI)		25		18	100.0%	1.00 [0.91, 1.10]
Total events	25		18			

Heterogeneity : Not applicable
Test for overall effect : Z = 0.00 (P = 1.00)

RRは1.00なので、「歯髄の温存」は、介入（裏層なし）と対照（裏層あり）で差はない。

アウトカム 5：修復物の破折がない

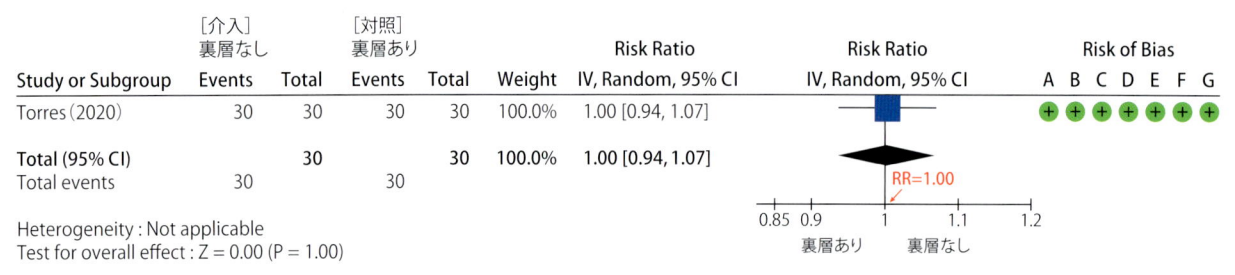

Study or Subgroup	[介入] 裏層なし Events	Total	[対照] 裏層あり Events	Total	Weight	Risk Ratio IV, Random, 95% CI
Torres（2020）	29	30	27	30	100.0%	1.07 [0.94, 1.23]
Total (95% CI)		30		30	100.0%	1.07 [0.94, 1.23]
Total events	29		27			

Heterogeneity : Not applicable
Test for overall effect : Z = 1.03 (P = 0.31)

RRは1.07で、1.00の線を超えているので、「修復物の破折がない」
は、介入（裏層なし）が優位な傾向。

アウトカム 6：二次う蝕が発現しない

Study or Subgroup	[介入] 裏層なし Events	Total	[対照] 裏層あり Events	Total	Weight	Risk Ratio IV, Random, 95% CI
Torres（2020）	30	30	30	30	100.0%	1.00 [0.94, 1.07]
Total (95% CI)		30		30	100.0%	1.00 [0.94, 1.07]
Total events	30		30			

Heterogeneity : Not applicable
Test for overall effect : Z = 0.00 (P = 1.00)

RRは1.00なので、「二次う蝕が発現しない」は、介入（裏層なし）と
対照（裏層あり）で差はない。

Risk of Bias の項目 A 〜 G について、低リスクなら「緑」、高リスクなら「赤」、リスクの判定が不可能あるいは不確かな場合は「黄」とした。

A（割り付けの生成法）：Banomyong の研究では、対象者はランダムに割り付けたと記載されているが、具体的な方法の記載がないので「黄」とした。Torres の研究では、オンラインソフトを用いてランダムリストが作成されていたので「緑」とした。

B（割り付けの隠蔽）：Banomyong の研究では、対象者と評価者は割り付けの予測が不可能であったかがわからないため、「黄」とした。Torres の研究では、処置に関与していない秘書が、患者 1 人につき 1 通の封をした不透明な封筒を作成し、対象者と評価者は割り付けが予測不可能だったので「緑」とした。

C（参加者と研究関係者の盲検化）：医療提供者（術者）が介入群か対照群かわからないように設定することは不可能なので、ここでは減点しないこととし、「緑」とした。

D（アウトカム評価者の盲検化）：Banomyong の研究では、医療提供者（術者）と評価者が同一であったため、「黄」とした。Torres の研究では、アウトカムの評価者には、その研究協力者が介入群か対照群かわからないようにしたので「緑」とした。

E（不完全なアウトカムデータ）：脱落率は、Banomyong の研究では、12 ヵ月後、24 ヵ月後ともに裏層を行わない介入群では 19%、裏層を行う対照群では 42% であった。しかし、術後疼痛に関しては、全脱落者に対して電話での調査を行い、回答が得られているため、「緑」とし、歯髄が vital であるかに関しては「黄」とした。Torres の研究では、24 ヵ月後で脱落率が両群とも 17% であり、効果推定値に大きな影響を与えていないので「緑」とした。

F（選択的アウトカム報告）：倫理審査委員会に承認されたプロトコルを見ることはできないが、問題ないと推定し、「緑」とした。

G（その他のバイアス）：問題なしと推定し、「緑」とした。

3）エビデンスプロファイル

確実性の評価							効果				エビデンスの確実性	全体的なエビデンスの確実性
研究数	研究デザイン	RoB	非一貫性	非直接性	不精確さ	その他の要因	［介入］裏層なし	［対照］裏層あり	相対効果（RR）(CI：95%信頼区間)	絶対効果(CI：95%信頼区間)		
アウトカム1：術後疼痛の発現がない（1週間）［重大］												
1	ランダム化比較試験	深刻でない	深刻でない	深刻でない	深刻	深刻でない	29/30 96.7%	29/30 96.7%	RR 1.00 (0.91〜1.10)	0/100 (-9/100〜10/100)	中	
アウトカム2：術後疼痛の発現がない（1ヵ月）［重大］												
1	ランダム化比較試験	深刻でない	深刻でない	深刻でない	深刻	深刻でない	31/31 100.0%	31/31 100.0%	RR 1.00 (0.94〜1.06)	0/100 (-6/100〜6/100)	中	中
アウトカム3：術後疼痛の発現がない（12ヵ月）［重大］												
2	ランダム化比較試験	深刻でない	深刻でない	深刻でない	深刻	深刻でない	61/61 100.0%	61/61 100.0%	RR 1.00 (0.96〜1.05)	0/100 (-4/100〜5/100)	中	
アウトカム4：歯髄の温存［重大］（フォローアップ：24ヵ月）												
1	ランダム化比較試験	深刻	深刻でない	深刻でない	深刻	深刻でない	25/25 100.0%	18/18 100.0%	RR 1.00 (0.91〜1.10)	0/100 (-9/100〜10/100)	低	
アウトカム5：修復物の破折がない［重要］（フォローアップ：24ヵ月）												
1	ランダム化比較試験	深刻でない	深刻でない	深刻でない	深刻	深刻でない	29/30 96.7%	27/30 90.0%	RR 1.07 (0.94〜1.23)	6/100 (-5/100〜21/100)	中	
アウトカム6：二次う蝕が発現しない［重要］（フォローアップ：24ヵ月）												
1	ランダム化比較試験	深刻でない	深刻でない	深刻でない	深刻	深刻でない	30/30 100.0%	30/30 100.0%	RR 1.00 (0.94〜1.07)	0/100 (-6/100〜7/100)	中	

RoB（Risk of Bias）：アウトカム1、5、6で採用された1件の研究において、すべて「緑」であり、RoBは「深刻でない」と判定した。アウトカム2で採用された1件の研究において、「黄」は3個、その他は「緑」であり、RoBは「深刻でない」と判定した。アウトカム4で採用された1件の研究において、「黄」は4個、その他は「緑」であり、RoBは「深刻である」と判定した。

一貫性：アウトカム3では、研究間のばらつきを示すI^2は0%であるため、「深刻でない」と判断した。

直接性：臨床所見にて評価を行っているため、「深刻でない」と判断した。

精確性：
　◎アウトカム1、2、3：術後疼痛の発現がない（1週間、1ヵ月、12ヵ月）
　◎アウトカム4：歯髄の温存
　◎アウトカム5：修復物の破折がない
　◎アウトカム6：二次う蝕が発現しない
　　①臨床決断
　　いずれのアウトカムも絶対効果の95%信頼区間は0をまたぎ、臨床決断の閾値の設定は難しい。よって、信頼区間の境界が示す最も悲観的な効果が真実であった場合、臨床決断ができるかを自問した。その結果、臨床決断はできないので不精確さは「深刻」と評価した。
　　②最適情報量（OIS）
　　評価の第1段階（上記①）で不精確さは「深刻」と判定されたので、最適情報量（OIS）の評価はしない。

その他の要因の検討：エビデンスの確実性に影響するその他の要因はない。

絶対効果：裏層なしによる臨床の成功は、アウトカム1〜4と6においては0%、アウトカム5においては6%の上乗せ効果である。アウトカム1〜6において、絶対効果の下限はマイナス、絶対効果の上限はプラスである。

［重大］なアウトカムに対する全体的なエビデンスの確実性：
　［重大］なアウトカム1〜4に対して採用された2論文のデータを統合し、RoBなど5項目についてエビデンスの確実性を評価した。ガイドラインパネルが、アウトカム4のRoBと、アウトカム1〜4の「不精確さ」については、「深刻」と判断した。その結果、エビデンスの確実性はアウトカム1〜3が「中」、アウトカム4が「低」である。「アウトカムの評価」が、患者にとって「利益」だけを示しているため、最も高いエビデンスの確実性を「全体的なエビデンスの確実性」とする。したがって、「全体的なエビデンスの確実性」は「中」である。

3　エビデンスから推奨へ

[EtD テーブル]

								判断の理由・根拠など
A この問題は優先事項か								コンポジットレジン修復に際し、歯髄刺激に関するかつての懸念から、習慣的に裏層している臨床医も依然として多い。
	いいえ	多分いいえ	－	多分はい	はい	さまざまである	わからない	
				(3/19)	(16/19)			
B 予期される望ましい効果はどれほどか								4つの[重大]なアウトカムにおいて 相対効果：1.00 絶対効果：0/100
	わずか	小さい	－	中くらい	大きい	さまざまである	わからない	
	(16/16)							
C 予期される望ましくない効果（害）はどれほどか								害として設定されたアウトカムはなかった。
	大きい	中くらい	－	小さい	わずか	さまざまである	わからない	
				(18/19)	(1/19)			
D 全体的なエビデンスの確実性は								4つの[重大]なアウトカムのうち3つのエビデンスの確実性は「中」。よって、全体的なエビデンスの確実性は「中」である。
	非常に低	低	－	中	高			
				●				
E 「利益」と「害」のバランスは								パネルの90%が利益が「十分大きい」とし、5%が「大きい」、5%が「わからない」と判断した。
	害≫利益	害＞利益	害／利益 拮抗	害＜利益	害≪利益	さまざまである	わからない	
				(1/19)	(17/19)	(1/19)		
F 人々（患者）の価値観や意向のばらつきは								パネルの68%が「小さい」、32%が「多分小さい」と判断した。
	大きい	多分大きい	－	多分小さい	小さい			
				(6/19)	(13/19)			
G コストパフォーマンスは良いか								パネルの95%が「良い」、5%が「多分良い」と判断した。
	悪い	多分悪い	－	多分良い	良い	さまざまである	わからない	
				(1/19)	(18/19)			
H この介入は重要な利害関係者にとって許容できるか								
	いいえ	多分いいえ	－	多分はい	はい	さまざまである	わからない	
				(1/19)	(17/19)	(1/19)		
I この介入は実行可能か								パネルの100%が「はい」と判断した。
	いいえ	多分いいえ	－	多分はい	はい	さまざまである	わからない	
					(19/19)			

※（　）内はパネルの投票結果を示す。なお、パネルは19人だが、[B 予期される望ましい効果はどれほどか]の投票2回目と推奨を決定する際の投票時には、スケジュールの都合で3人が参加しなかった。

[結論]

推奨のタイプ	強い推奨反対	弱い推奨反対	条件付きの推奨	弱い推奨	強い推奨
	しないことを推奨する	しないことを提案する		提案する	推奨する
	● (16/16)	○ (　　)	○ (　　)	○ (　　)	○ (　　)

（　）：パネルの投票結果

推奨事項	深在性う蝕に対するコンポジットレジン修復において裏層を行わないことを推奨する。 （エビデンスの確実性「中」）

【推奨の根拠・正当性】

　E「利益」と「害」のバランス：利益が大きく上回った。

　F 人々（患者）の価値観や意向のばらつき：「多分小さい」あるいは「小さい」であった。

　G コストパフォーマンスは良いか：95%が「良い」となった。

パネルの投票では、100%（16/16 人）が「しないことを推奨する（強い推奨反対）」に投票した。

1）本診療ガイドラインの有用性と限界

　1960 ～ 1970 年代には、裏層なしでコンポジットレジン修復を行うと歯髄刺激が出現すると報告され、レジン材料の化学的毒性が懸念された[4]。さらに、象牙質にリン酸処理を施してコンポジットレジン充填を行うと、歯髄症状が増悪すると報告された[5]。その原因として、リン酸の低い pH による刺激や、スミヤー層が除去されて象牙細管が開口することによる外来刺激物の侵入などが考えられた。その一方で、象牙質に酸処理を行っても、細菌感染がなければ歯髄症状は発現しないことが報告され[6]、コンポジットレジン修復における歯髄刺激の原因は混沌としていた。その後も、コンポジットレジン自体に細胞毒性があることを指摘した報告[7] や、コンポジットレジン修復直後の歯髄症状の発現の原因として、レジンモノマーによる歯髄刺激を懸念した報告[8] があり、コンポジットレジン修復の際には、象牙質を水酸化カルシウム製剤やグラスアイオノマーで裏層することが推奨された。

　ところが、技術革新によりコンポジットレジンの接着性や辺縁封鎖性が向上したことに伴い、細菌侵入を排除した窩洞においてコンポジットレジンの成分を個々に塗布した実験から、成分自体の歯髄刺激は軽微であることが確認された[9]。また、接着性レジンから溶出した細胞毒性を示す複数の構成成分を混合すると、その毒性は軽減されることも明らかになった[10]。さらに、コンポジットレジン修復時の象牙質エッチングの刺激は軽微で一過性であり、歯髄に炎症が発生する主な原因は、細菌侵入に代表されるコンポジットレジンの辺縁微小漏洩であることも再確認された[11]。

　コンポジットレジンの歯髄刺激性に関する in vivo 研究において、残存象牙質厚さが主要な指標として検討され、複数の研究結果から、残存象牙質厚さが 1 mm 以下の場合でも裏層なしで歯髄保護が可能であることが報告されるに至った[12]。2000 年頃に発表された研究では、コンポジットレジン接着システムは、露髄窩洞に応用した場合、初期段階において軽度の歯髄炎症を認めるものの[13]、その後、重篤な歯髄反応を惹起することなく、被着硬組織の形成を伴った歯髄の治癒を導くことが示された[14, 15]。

　1990 年代に、セルフエッチングプライマーを用いた接着システムがわが国において開発され、象牙質接着性能の信頼性が著しく向上し[16]、近年では接着システムが生体適合性を有することが理解されるようになってきた。そして、歯髄に近接した深い窩洞をコンポジットレジンにて修復する場合でも、裏層は行わずに、象牙質を接着システムにて処理し、コンポジットレジンを直接填塞する手法が普及してきた。しかし、深い窩洞をコンポジットレジン修復する際に、裏層の有無について煩悶する歯科医師が存在するのも事実である。したがって、深い窩洞におけるコンポジットレジン修復に裏層が必要かどうかについて明らかにする必要がある。

　本診療ガイドラインの限界としては、SR（システマティックレビュー）に採用された論文では、イベント発生率が非常に低く、サンプルサイズも 100 以下と小さいことが挙げられる。

2）実施における注意・検討事項

　裏層なしでコンポジットレジン修復を行うことは、治療ステップが簡略化され、治療時間の短縮と材料の削減につながる。

3）投票に際してのパネルのコメントなど

　［B 予期される望ましい効果はどれほどか］の項目において 1 回目の投票では、「わずか」32%（6 /19 人）、「小さい」11%（2 /19 人）、「中くらい」5 %（1 /19 人）、「大きい」53%（10/19 人）となり、意見が分かれた。GRADE エキスパートの提案により、裏層の有無により臨床成績に差がないことは、効果はわずかと捉えるとし、2 回目の投票では、「わずか」100%（16/16 人）となった。

4）今後の研究について

　今回の SR で採用された論文では、裏層材としてグラスアイオノマーセメントが使用されていた。水酸化カルシウム製剤やケイ酸カルシウム系セメントなどの他の材料を用いた研究が必要である。

5　構造化抄録

Two-year clinical study on postoperative pulpal complications arising from the absence of a glass-ionomer lining in deep occlusal resin-composite restorations.

Banomyong D, Messer H

J Investig Clin Dent 2013; 4(4): 265-270.

■目　　　的　：グラスアイオノマーセメントによる裏層が、咬合面における深在性う蝕をコンポジットレジン修復する際の歯髄症状発現のリスクに及ぼす影響を観察する。

■研究デザイン：ランダム化比較試験

■研究施設　　：マヒドン大学歯学部（タイ、バンコク）のポストグラデュエート・クリニック

■対　　　象　：第一大臼歯または第二大臼歯に少なくとも1歯以上咬合面の深在性う蝕（深さ3mm以上、露随なし）を有する、18〜30歳の患者53人62歯

■介　　　入　：う蝕象牙質は、う蝕検知液を使用して低速球形スチールバーとスプーンエキスカベーターを用いて除去し、コンポジットレジン修復前に裏層を行わない介入群28人31歯と、レジン添加型グラスアイオノマー裏層材で象牙質を裏層する対照群25人31歯に分けた。

■評価項目　　：術後疼痛（患者の報告による）、歯髄の生死の判定（歯髄電気診による）

■結　　　果　：〈術後疼痛の発現がない〉

　　1ヵ月後：裏層を行わない介入群31/31歯、裏層を行う対照群31/31歯

　　12ヵ月後[※]：裏層を行わない介入群25/25歯・脱落率19%、裏層を行う対照群18/18歯・脱落率42%

> ※12ヵ月後に来院しなかった患者に対して電話でインタビューを行い、すべての患者から術後疼痛が発現していないことを確認しているため、SR（システマティックレビュー）では、12ヵ月後：裏層を行わない介入群31/31歯、裏層を行う対照群31/31歯とした。

　　〈歯髄の温存〉

　　24ヵ月後[※]：裏層を行わない介入群25/25歯・脱落率19%、裏層を行う対照群18/18歯・脱落率42%

> ※12ヵ月後に来院しなかった患者に対して電話でインタビューを行っても、歯髄がvitalであるかはわからないため、SRでは、12ヵ月後の〈術後疼痛の発現がない〉と〈歯髄の温存〉では歯数が異なる。

■結　　　論　：咬合面における深在性う蝕除去後にコンポジットレジン修復する場合、グラスアイオノマーセメントによる裏層を行わなくても歯髄症状発現のリスクは増加しない。

The influence of a liner on deep bulk-fill restorations: Randomized clinical trial.

Torres CRG, Mailart MC, Rocha RS, Sellan PLB, Contreras SCM, Di Nicoló R, Borges AB

J Dent 2020; 102: 103454.

■目　　　的　：臼歯部の深在性う蝕をバルクフィルコンポジットレジンにて修復する際の裏層が臨床成績に及ぼす影響について評価する。

■研究デザイン：ランダム化比較試験、split-mouth design

■研究施設　　：ブラジルの大学の歯科クリニック

■対　　　象　：永久歯臼歯に2歯のⅠ級窩洞もしくはⅡ級窩洞の深在性う蝕（エックス線上で象牙質の歯髄側1/4に達しているが、歯髄に達していないう蝕）を有する成人30人60歯

■介　　　入　：う蝕象牙質は、エキスカベーターを用いて除去し、コンポジットレジン修復前に裏層を行わない介入群30歯と、レジン添加型グラスアイオノマー裏層材で窩底部と窩壁部を裏層する対照群30歯に分けた。

■評価項目　：FDI criteria[17] に基づき、審美的・機能的・生物学的特性について判定
■結　　果[※]：〈術後疼痛の発現がない〉

　　　　　　　1 週間後：裏層を行わない介入群 29/30 歯、裏層を行う対照群 29/30 歯

　　　　　　　1 ヵ月後：裏層を行わない介入群 29/30 歯、裏層を行う対照群 29/30 歯

　　　　　　　12 ヵ月後：裏層を行わない介入群 30/30 歯、裏層を行う対照群 30/30 歯

　　　　　　　〈修復物の破折がない〉

　　　　　　　24 ヵ月後：裏層を行わない介入群 30/30 歯、裏層を行う対照群 27/30 歯

　　　　　　　〈二次う蝕が発現しない〉

　　　　　　　24 ヵ月後：裏層を行わない介入群 30/30 歯、裏層を行う対照群 30/30 歯

> ※ Last Observation Carried Forward（LOCF）method 欠測値が生じた場合に、その被験者の最後に観察された値を使用する方法が採用されている。

■結　　論　：深い窩洞における裏層の有無は、バルクフィルコンポジットレジン（Ormocer）修復の臨床成績に影響を与えなかった。

COLUMN

象牙質接着と歯髄保護

　歯質接着システムとコンポジットレジンが飛躍的な発展を遂げ、Minimal Intervention Dentistry（MID）の普及に大きな役割を果たしてきた。象牙質接着性が低かった時代、コンポジットレジンの収縮応力がコンポジットレジンの歯質に対する接着強さを超えた結果生じるコントラクションギャップと、辺縁漏洩に起因する術後疼痛や歯髄炎が大きな問題であった。レジンの細胞毒性が指摘され、コンポジットレジン修復に異議を唱えられることもあったが、接着性能の向上により、この議論は終息した。現在は、高性能接着システムにより象牙質処理が行われ、術後疼痛もほとんどみられなくなった。

●象牙質接着のメカニズムと樹脂含浸層の重要性

　象牙質接着のメカニズムで重要なのが、Nakabayashi が発見した樹脂含浸層の形成である。象牙質接着は、エッチング、プライミング、ボンディングの 3 ステップからなる。エッチングにより脱灰され、露出した脱灰コラーゲン層にプライマーを作用させることで、接着性レジンモノマーの浸透が促進され、硬化することによって樹脂含浸層が形成される。

　象牙質接着システムは、酸処理の後に水洗・乾燥を行うエッチ＆リンスシステム、水洗を行わないセルフエッチングシステムに大別できる。エッチ＆リンスシステムでは、リン酸エッチングにより象牙質表層が脱灰され、残ったコラーゲン線維層にボンディングレジンが浸透して樹脂含浸象牙質が形成される。しかし、コラーゲン線維層の底部にはボンディングレジンが浸透しない部分が残り、長期的な接着耐久性の低下が報告されている。一方、セルフエッチングシステムでは、酸性モノマーを含むプライマーがマイルドなエッチング効果を示し、象牙質表面を約 1 μm の深さで脱灰する。この場合、樹脂含浸層の底部には、ボンディングレジンの浸透していないコラーゲン線維層はほとんど残らず、長期接着耐久性が優れていると考えられている。質の高い樹脂含浸層は象牙質を保護し、臨床的意義がきわめて高い。接着材料は当初、修復材料と歯質を強固に接合させることを目的に開発されたが、現在ではその機能が単なる「接着」を超えて、「歯髄保護」さらには「歯質強化」にまで及んでいる。

●象牙質接着における留意点

　歯質接着システムとコンポジットレジンが進化しても、留意すべき点は存在する。まず、コンポジットレジンの特性として、重合収縮は免れない。重合収縮に伴うコントラクションギャップと辺縁漏洩を防ぐため、積層充填法やフロアブルレジンにて窩洞内面を覆うなどの工夫が必要である。そして、歯髄と象牙質は発生学的、組織学的、機能的にも同一の組織であり、象牙質・歯髄複合体と呼ばれる。う蝕除去の際に、健全象牙質の切削を可能なかぎり回避し、う蝕象牙質外層（細菌に感染した象牙質）の除去にとどめるべきである。除去すべきう蝕象牙質外層と、積極的に保存すべきう蝕象牙質内層（軟化していても感染していない象牙質）の違いを認識する必要がある。

　う蝕象牙質内層に対するレジンの接着性は、健全象牙質に比べて低下傾向にあることが指摘されているが、これらの情報は抜去歯を用いたものである。臨床の場ではむしろ、健全象牙質のほうが象牙細管を通して被着面に滲出する象牙細管内液による被着面への影響が大きいと考えられる。そして、接着が阻害されて剥離が生じると、その深部には歯髄保護膜となる透明象牙質もないので、術後疼痛の原因となることが危惧される。さらに、口腔内は厳しい条件下にあるため、接着操作に不備があれば、術後疼痛が生じる可能性がある。そのため、確実に接着操作ができるよう、環境を整えることが不可欠である。

6　参考文献

1) Banomyong D, Messer H. Two-year clinical study on postoperative pulpal complications arising from the absence of a glass-ionomer lining in deep occlusal resin-composite restorations. J Investig Clin Dent 2013; 4: 265-270.

2) Torres CRG, Mailart MC, Rocha RS, Sellan PLB, Contreras SCM, Di Nicoló R, Borges AB. The influence of a liner on deep bulk-fill restorations: Randomized clinical trial. J Dent 2020; 102: 103454.

3) 相原守夫．診療ガイドラインのための GRADE システム．第3版．中外医学社：東京；2018.

4) Rao SR. Pulp response in the rhesus monkey to "composite" dental restorative materials in unlined cavities. Oral Surg Oral Med Oral Pathol 1971; 31: 676-688.

5) Stanley HR, Going RE, Chauncey HH. Human pulp response to acid pretreatment of dentin and to composite restoration. J Am Dent Assoc 1975; 91: 817-825.

6) Brännström M, Nordenvall KJ. Bacterial penetration, pulpal reaction and inner surface of Concise enamel bond. Composite fillings in etched and unetched cavities. J Dent Res 1978; 57: 3-10.

7) Hume WR. A new technique for screening chemical toxicity to the pulp from dental restorative materials and procedures. J Dent Res 1985; 64: 1322-1325.

8) 笠井 徹．コンポジットレジン修復法が無菌飼育ラット歯髄に及ぼす影響に関する実験病理学的研究．歯科学報 1989; 89: 1241-1266.

9) 大槻昌幸．コンポジットレジン材料および成分モノマーの歯髄に及ぼす影響．口腔病会誌 1988; 55: 203-236

10) 三島幸司．接着性レジンの培養ラット歯髄細胞に及ぼす影響に関する研究．広島大歯誌 2004; 36: 117-134.

11) Fujitani M, Inokoshi S, Hosoda H. Effect of acid etching on the dental pulp in adhesive composite restorations. Int Dent J 1992; 42: 3-11.

12) 冨士谷盛興，本山智得，瓜生 賢，木村一水，藤井理史，木村菜穂子，森川明広，新谷英章．接着性レジン修復の歯髄刺激－窩底象牙質の厚みと酸処理の強さの影響－．広島歯医誌 1996; 24: 10-16.

13) Kitasako Y, Shibata S, Pereira PN, Tagami J. Short-term dentin bridging of mechanically-exposed pulps capped with adhesive resin systems. Oper Dent 2000; 25: 155-162.

14) Akimoto N, Momoi Y, Kohno A, Suzuki S, Otsuki M, Suzuki S, Cox CF. Biocompatibility of Clearfil Liner Bond 2 and Clearfil AP-X system on nonexposed and exposed primate teeth. Quintessence Int 1998; 29: 177-188.

15) Fujitani M, Shibata S, Van Meerbeek B, Yoshida Y, Shintani H. Direct adhesive pulp capping: pulpal healing and ultra-morphology of the resin-pulp interface. Am J Dent 2002; 15: 395-402.

16) 吉山昌宏，西谷佳浩，桃井保子．1-1 修復材料の歴史，分類，概説．吉山昌宏，桃井保子監修．う蝕治療のミニマルインターベンション　象牙質－歯髄を守るために．クインテッセンス出版：東京；2004. 14-29.

17) Hickel R, Peschke A, Tyas M, Mjör I, Bayne S, Peters M, Hiller KA, Randall R, Vanherle G, Heintze SD. FDI World Dental Federation: clinical criteria for the evaluation of direct and indirect restorations-update and clinical examples. Clin Oral Investig 2010; 14: 349-366.

CQ 2　露髄の可能性のある深在性う蝕に対して暫間的間接覆髄を行うべきか

【推奨】

暫間的間接覆髄を行うことにより、対照（う蝕一括除去）に比べ、歯髄を残すことができる（露髄を防ぐことができる）。よって、露髄の可能性のある深在性う蝕に、暫間的間接覆髄を行うことを推奨する。

推奨の強さ：強い推奨[※]／エビデンスの確実性：中[*1]

※ パネル（19人）の投票結果：強い推奨16人、弱い推奨3人

1　採用した研究論文の概要

1）Leksell ら（スウェーデン，1996）の研究[1]の概要〈研究の詳細は「5. 構造化抄録録」（p.33）を参照〉

う蝕を一括除去すると露髄することが予想される深在性う蝕を有する6〜16歳（平均年齢10.2歳）の127歯に対して、暫間的間接覆髄を行う介入群（57歯）と、う蝕一括除去を行う対照群（70歯）にランダムに割り付けた。処置時に露髄をきたしたのは、介入群57歯中10歯、対照群70歯中28歯であった。最低12ヵ月後に成功している症例は、介入群57歯中40歯、対照群70歯中40歯であった。

2）Orhan ら（トルコ，2010）の研究[2]の概要〈研究の詳細は「5. 構造化抄録」（p.34）を参照〉

臨床症状がなく、デンタルエックス線画像で象牙質の3/4以上進行した4〜15歳（平均年齢8.7歳）の下顎第一大臼歯のう蝕41歯に対して、水酸化カルシウム製剤で暫間的間接覆髄を行う介入群（17歯）と、う蝕一括除去を行う対照群（24歯）にランダムに割り付けた。処置時に露髄をきたしたのは、介入群17歯中1歯、対照群24歯中6歯であり、12ヵ月後に成功している症例は、介入群17歯中16歯、対照群24歯中18歯であった。

3）Bjørndal ら（デンマーク，スウェーデン，2010）の研究[3]の概要〈研究の詳細は「5. 構造化抄録」（p.35）を参照〉

初発う蝕でデンタルエックス線画像にて象牙質の75%以上に及ぶ病変を認める18歳以上の314歯に対して、水酸化カルシウム製剤で暫間的間接覆髄を行う介入群（156歯）と、う蝕一括除去後に最終修復を行う対照群（158歯）にランダムに割り付けた。12ヵ月後、臨床的に成功していたのは、介入群156歯中106歯、対照群158歯中93歯であり、露髄をきたしたのは、介入群156歯中25歯、対照群158歯中43歯であった。疼痛が出現し抜髄に至った症例は、介入群156歯中8歯、対照群158歯中7歯であった。

2　複数の論文データを統合しエビデンスの確実性を得る

1）採用された論文のデータの統合

採用した研究論文は、いずれも脱落者について母数に加えず解析しており（PPS解析[*2]）、実際より効果が高く見積もられている可能性がある。そのため、データを統合し解析する際には、脱落者も母数に入れ（ITT解析[*3]）、各アウトカムの結果が高く見積もられないよう配慮した。

[*1] エビデンスの確実性と定義
・中（Moderate）：効果推定値に対し中等度の確信がある。つまり、真の効果は効果推定値に近いと考えられるが、大きく異なる可能性も否めない。
〈その他の定義の解説は、p.18脚注を参照〉
[*2] PPS（Per Protocol Set）解析
ランダム化比較試験において、計画どおりに治療を完了した症例だけを対象に解析する方法。規定を満たす症例のみを対象とするため、効果のある症例のみが対象とされ、対照群との背景因子が異なるなどの問題が生じる可能性がある。
[*3] ITT（Intention to Treat）解析
ランダム化比較試験において、全症例について割付どおりに解析する方法。脱落など、計画どおりに治療が行われなかったとしても解析対象に入れ、実際の治療が行われた際に期待できる効果を示す。

2）フォレストプロットとバイアスのリスク（RoB）

アウトカム1：歯髄の温存

Study or Subgroup	[介入] 暫間的間接覆髄 Events	Total	[対照] う蝕一括除去 Events	Total	Weight	Risk Ratio M-H, Fixed, 95% CI
Leksell（1996）	40	64	40	70	26.3%	1.09 [0.83, 1.44]
Orhan（2010）	16	17	18	24	10.3%	1.25 [0.97, 1.63]
Bjørndal（2010）	106	156	93	158	63.5%	1.15 [0.97, 1.37]
Total (95% CI)		237		252	100.0%	1.15 [1.01, 1.31]
Total events	162		151			

Heterogeneity : Chi^2 = 0.57, df = 2 (P = 0.75) ; I^2 = 0%
Test for overall effect : Z = 0.00 (P = 1.00)
Test for subgroup differences : Not applicable

Risk Ratio M-H, Fixed, 95% CI　　RR=1.15
0.5　0.7　1　1.5　2
う蝕一括除去　　暫間的間接覆髄

Risk of Bias　A B C D E F G

相対効果（Risk Ratio：RR）は1.15で1.00の線を超えているので、「歯髄の温存」は、介入（暫間的間接覆髄）が優位。

アウトカム2：露髄

Study or Subgroup	[介入] 暫間的間接覆髄 Events	Total	[対照] う蝕一括除去 Events	Total	Weight	Risk Ratio M-H, Fixed, 95% CI
Leksell（1996）	10	64	28	70	35.9%	0.39 [0.21, 0.74]
Orhan（2010）	1	17	6	24	6.7%	0.24 [0.03, 1.78]
Bjørndal（2010）	25	156	43	158	57.4%	0.59 [0.38, 0.91]
Total (95% CI)		237		252	100.0%	0.49 [0.35, 0.70]
Total events	36		77			

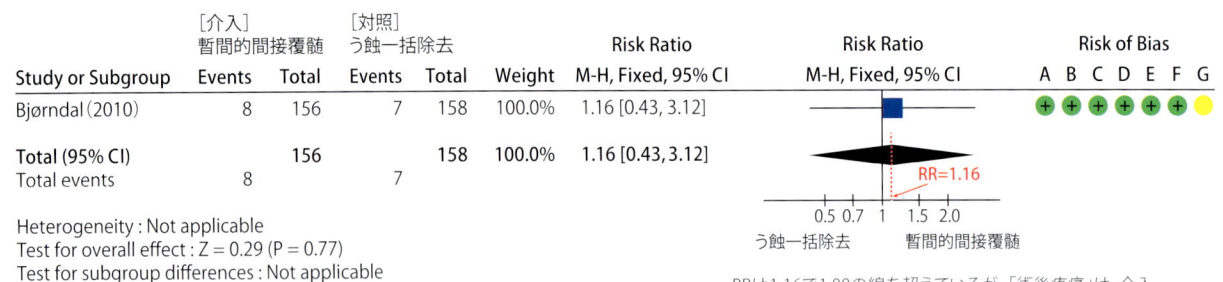

Heterogeneity : Chi^2 = 1.65, df = 2 (P = 0.44) ; I^2 = 0%
Test for overall effect : Z = 3.89 (P = 0.0001)
Test for subgroup differences : Not applicable

Risk Ratio M-H, Fixed, 95% CI　　RR=0.49
0.05　0.2　1　5　20
暫間的間接覆髄　　う蝕一括除去

Risk of Bias　A B C D E F G

RRは0.49で1.00の線を超えていないので、対照群で露髄が多い。すなわち、介入（暫間的間接覆髄）が有意に少ない。

アウトカム3：術後疼痛の発現

Study or Subgroup	[介入] 暫間的間接覆髄 Events	Total	[対照] う蝕一括除去 Events	Total	Weight	Risk Ratio M-H, Fixed, 95% CI
Bjørndal（2010）	8	156	7	158	100.0%	1.16 [0.43, 3.12]
Total (95% CI)		156		158	100.0%	1.16 [0.43, 3.12]
Total events	8		7			

Heterogeneity : Not applicable
Test for overall effect : Z = 0.29 (P = 0.77)
Test for subgroup differences : Not applicable

Risk Ratio M-H, Fixed, 95% CI　　RR=1.16
0.5　0.7　1　1.5　2.0
う蝕一括除去　　暫間的間接覆髄

Risk of Bias　A B C D E F G

RRは1.16で1.00の線を超えているが、「術後疼痛」は、介入（暫間的間接覆髄）と対照（う蝕一括除去）に有意差はない。

Risk of Bias の項目A〜Gについて、低リスクなら「緑」、高リスクなら「赤」、リスクの判定が不可能あるいは不確かな場合は「黄」とした。

A（**割り付けの生成法**）：Leksell の研究では、対象者はランダムに割り付けられたが、具体的な方法は不明であり、「黄」とした。

B（**割り付けの隠蔽**）：Leksell の研究では、対象者や研究者の割り付けの隠蔽が不明であり、「黄」とした。

C（**参加者と研究関係者の盲検化**）：Leksell の研究では、対象者や研究者の盲検化が不明であり、「黄」と判定した。

D（**アウトカム評価者の盲検化**）：Leksell の研究では、アウトカム評価者の盲検化が不明であり、「黄」と判定した。

E（**不完全なアウトカムデータ**）：各研究で脱落者は認められたが、その脱落率は20%を超えておらず、「緑」とした。

F（**選択的アウトカム報告**）：研究実施前に指定されたアウトカムのすべてが報告されていると推定されるので、「緑」とした。

G（**その他のバイアス**）：スポンサーからの材料提供や資金援助などがアウトカムの評価に影響を与えたかどうかは不明であるが、Bjørndal の研究では、企業から材料提供を受けているが、その影響が不明であるため、「黄」とした。

3）エビデンスプロファイル

		確実性の評価					効果				エビデンス の確実性	全体的な エビデンス の確実性
研究数	研究 デザイン	RoB	非一貫性	非直接性	不精確さ	その他 の要因	［介入］ 暫間的 間接覆髄	［対照］ う蝕一括 除去	相対効果（RR） （CI：95％信頼区間）	絶対効果 （CI：95％信頼区間）		
アウトカム1：歯髄の温存 [重大]												
3	ランダム化 比較試験	深刻で ない	深刻で ない	深刻で ない	深刻 a	なし	162/237 68.4%	151/252 59.9%	RR 1.15 （1.01〜1.31）	9/100 （1/100〜19/100）	中	中 b
アウトカム2：露髄 [重大]												
3	ランダム化 比較試験	深刻で ない	深刻で ない	深刻で ない	深刻 a	なし	36/237 15.2%	77/252 30.6%	RR 0.49 （0.35〜0.70）	-16/100 （-20/100〜-9/100）	中	
アウトカム3：術後疼痛の発現 [重大]												
1	ランダム化 比較試験	深刻で ない	深刻で ない	深刻で ない	深刻 a	なし	8/156 5.1%	7/158 4.4%	RR 1.16 （0.43〜3.12）	1/100 （-3/100〜9/100）	中	

a：［重大］なアウトカムの「不精確さ」については、ガイドラインパネルが臨床的見地から評価した（詳細は下記の「精確性」①、②を参照）。
b：［重大］なアウトカムに設定した複数のアウトカムの結果が、患者にとって「利益」と「害」を示すため、最も低いエビデンスの確実性が「全体的なエビデンスの確実性」となる。今回はいずれも「中」であるので「全体的なエビデンスの確実性：中」となる。

RoB（Risk of Bias）：3件の研究において「黄」は6個で、その他は「緑」である。よって、RoB は「深刻でない」と判定した。

一貫性：3つの研究間で信頼区間は重なっており、研究間のばらつきを示す I^2 は0％と小さく、「深刻でない」と判断した。

直接性：歯髄が残せることを臨床の成功でみているが、直接性に問題はないと判断した。

精確性：

◎アウトカム1：歯髄の温存

①臨床決断

絶対効果（95％信頼区間）は9/100（1/100〜19/100）である。100う蝕に介入（暫間的間接覆髄）したときに「温存される歯髄」の数は、点推定値では9「増」、信頼区間の下限では1「増」である。一方、パネルは臨床決断の閾値を10に設定した。すると、絶対効果の下限値（1）と点推定値（9）が閾値（10）をまたぐので、本来であれば不精確さは2段階下げ、「非常に深刻」となるが、「臨床決断閾値（10）」と「絶対効果の点推定値（9）」がきわめて近接していること、「臨床決断閾値（10）」そのものが個人によっては幅があること、さらにはフォレストプロットで3研究は同一傾向を示していることを勘案し、本診療ガイドラインでは、不精確さは1段階下げるのみにとどめて「深刻」と判定した。

②最適情報量（OIS）

評価の第1段階（上記①）で不精確さは「深刻」と判定されたので、最適情報量（OIS）の評価はしない。

◎アウトカム2：露髄

①臨床決断

絶対効果（95％信頼区間）は−16/100（−20/100〜−9/100）である。100う蝕に介入（暫間的間接覆髄）したときに「露髄」する歯の数は、信頼区間の下限では9「減」である。一方、パネルは、100本のう蝕に介入（暫間的間接覆髄）し、「露髄」する歯が最少でも5本「減」なら臨床決断できると考え、閾値を5「減」（つまり−5）に設定した。すると、絶対効果の下限（−9）は閾値（−5）をまたがないので、臨床決断ができる。

②最適情報量（OIS）

精確性の第1段階（上記①）はクリアしたので、第2段階の最適情報量（OIS）を満たすかどうかを調べる。相対効果は0.49なので、相対効果減少 RRR は1−0.49＝0.51で51％である。必要なイベント総数を調べるグラフにおいて、対照群のイベント発生率30.6％とし、RRR は最も大きい30％のラインを使って必要イベント総数を調べた。すると、最適情報量の閾値は約190件である。しかし、本件のイベント総数113（介入群イベント36＋対照群イベント77）はこの閾値を満たさないので、不精確さは「深刻」とした。

◎アウトカム3：術後疼痛の発現

①臨床決断

絶対効果の95％信頼区間（−3/100〜9/100）は0をまたぎ、臨床決断の閾値の設定は難しい。よって、信頼区間の境界が示す最も悲観的な効果（深在性う蝕を有する歯に暫間的間接覆髄をした場合、100う蝕あたり疼痛発現する歯の数が9本「増」）が真実であったとしても、臨床決断ができるかを自問した。その結果、臨床決断はできないので、「不精確さ」は「深刻」と評価した。

②最適情報量（OIS）

評価の第1段階（上記①）で不精確さは「深刻」と判定されたので、最適情報量（OIS）の評価はしない。

その他の要因の検討：エビデンスの確実性に影響する問題はないと判断した。

絶対効果：

◎アウトカム 1：歯髄の温存

　絶対効果（95% 信頼区間）は 9/100（1/100 ～ 19/100）である。よって、介入（暫間的間接覆髄）により「歯髄が温存」できる歯は 100 本あたり 1 ～ 19 本の「増」である。

◎アウトカム 2：露髄

　絶対効果（95% 信頼区間）は −16/100（−20/100 ～ −9/100）である。よって、介入（暫間的間接覆髄）により「露髄」する歯は 100 本あたり 9 ～ 20 本の「減」である。

◎アウトカム 3：術後疼痛の発現

　絶対効果（95%信頼区間）は 1/100（−3/100 ～ 9/100）である。よって、介入（暫間的間接覆髄）により「術後疼痛」が発現する歯は 100 本あたり 3 本の「減」から 9 本の「増」である。

［重大］なアウトカムに対する全体的なエビデンスの確実性：

　［重大］なアウトカム「歯髄の温存」「露髄」に対して採用された 3 件のランダム化比較試験を統合し、5 項目についてエビデンスの確実性を評価した。その結果、不精確さに関しては「深刻」な問題があることから 1 段階グレードダウンしたが、それ以外の 4 項目では問題がない。また、［重大］なアウトカムに設定した複数のアウトカムの結果が、患者にとって「利益」と「害」を示すため、最も低いエビデンスの確実性が「全体的なエビデンスの確実性」となる。今回はいずれも「中」であるので、「全体的なエビデンスの確実性：中」となる。

 COLUMN

歯髄に近接する深在性う蝕をどのように除去するか

　歯髄保護を議論するうえで、深在性う蝕をどのように除去するかは重要な問題である。日本歯科保存学会が編纂した『う蝕治療ガイドライン』（2009 年）および『う蝕治療ガイドライン 第 2 版』（2015 年）では、暫間的間接覆髄によって露髄を回避して歯髄保護を図ることを強く推奨してきており、本診療ガイドラインも CQ 2 として踏襲した。

　ただし、本診療ガイドライン第 2 部（p.11）で紹介したとおり、国際的には歯髄に近接する深在性う蝕除去のスタンスは統一されていない。ヨーロッパ歯内療法学会は、本診療ガイドラインと同じく、深在性う蝕に対して stepwise excavation（ステップワイズエキスカベーション）を行って露髄を回避すべきであるとの立場であるが、アメリカ歯内療法学会は、あくまでもう蝕の一括除去を勧めており、徹底的に感染象牙質を除去したうえで露髄をきたした場合には、直接覆髄あるいは断髄を推奨している。

　この背景には、本診療ガイドラインの CQ 3 および 4 で検索したとおり、MTA による直接覆髄と断髄の経過は、12 ヵ月でそれぞれ 84.6％と 85.1％と比較的高い成功率を示していることが影響していると推察する。すなわち、従来は抜髄の適応とされていたう蝕で露髄した場合でも、MTA による直接覆髄と断髄によって約 85％の歯髄を保護できるというメッセージである。もちろん、この CQ 3 および 4 の経過は 12 ヵ月に限られており、長期成績でないことは留意する必要がある。

　一方、本診療ガイドラインの CQ 2 で示されたとおり、暫間的間接覆髄の 12 ヵ月の成功率が 68.4％であることをみると、CQ 3 および 4 で取り上げた MTA による直接覆髄と断髄が、あたかも優れているようにも捉えられる。ただし、注意すべきは CQ 2 の採用 3 論文は、いずれも水酸化カルシウム製剤を用いて処置しているため、歯髄保存の成功率について CQ 3 および 4 との正確な比較は難しい点である。

　CQ 3 および 4 において、MTA による直接覆髄と断髄の経過に大きな差はなく、比較的高い成功率が示されたことは、歯髄保存療法の成功のためには感染象牙質と不可逆性炎症歯髄を確実に除去することが鍵であることを示唆している。

　ただし、う蝕で露髄した際の直接覆髄と断髄が難しい点は、数々挙げられる。まず、「可逆性歯髄炎」と「不可逆性歯髄炎」の正確な術前診断法が確立されていないため、露髄した時点で歯髄の保存の可否を判定することとなる。次に、当然ながらう蝕による感染源が歯髄に侵入しているため、無菌的処置で完全にそれらを除去する必要がある。また、露髄した際に除去すべき炎症歯髄の範囲は、現時点では視診のみに頼っており、客観的な診断ツールは存在しない。加えて、軟組織である露髄面を漏洩なく確実に封鎖することが必須である。

　これらを総合的に議論した結果、本診療ガイドラインでは、最大限の歯髄保護の機会を広げるという意味で、暫間的間接覆髄で露髄を回避することを推奨すると同時に、暫間的間接覆髄と一括除去のいずれをも含めて、う蝕で露髄した場合の歯髄保護に焦点を当てることとした。

　将来には、「露髄の可能性のある深在性う蝕に対して暫間的間接覆髄とう蝕一括除去のいずれを行うべきか」との CQ を、最新の修復材料および覆髄剤にて再検討すべきであると考える。その際、う蝕除去に続く処置として、①露髄しない場合には接着システムによるコンポジットレジン修復（築造処置を含む）、②露髄した場合には MTA による直接覆髄あるいは断髄、を設定する研究デザインとなろう。診療ガイドライン策定においては、求める CQ に完全に合致する臨床研究が限られていることが悩みの種であるが、将来実施すべき臨床研究のリサーチ・クエスチョンとなりうることを示している。

3 エビデンスから推奨へ

[EtD テーブル]

						判断の理由・根拠など

A この問題は優先事項か

いいえ	多分いいえ	–	多分はい	はい	さまざまである	わからない	判断の理由・根拠など
			(2/19)	(17/19)			深在性う蝕に対する暫間的間接覆髄は、歯髄の温存が可能な治療法として、近年、選択される機会が増加している。

B 予期される望ましい効果はどれほどか

わずか	小さい	–	中くらい	大きい	さまざまである	わからない	判断の理由・根拠など
			(14/19)	(5/19)			アウトカム：歯髄の温存 相対効果：1.15（95%CI：1.01〜1.31） 絶対効果：9/100（95%CI：1/100〜19/100）

C 予期される望ましくない効果（害）はどれほどか

大きい	中くらい	–	小さい	わずか	さまざまである	わからない	判断の理由・根拠など
			(2/19)	(17/19)			アウトカム：術後疼痛の発現 相対効果：1.16（95%CI：0.43〜3.12） 絶対効果：1/100（95%CI：-3/100〜9/100）

D 全体的なエビデンスの確実性は

非常に低	低	–	中	高	判断の理由・根拠など
			●		3つの［重大］なアウトカム「歯髄の温存」「露髄」「術後疼痛の発現」のエビデンスの確実性は「中」。よって、全体的なエビデンスの確実性は「中」である。

E 「利益」と「害」のバランスは

害≫利益	害>利益	害/利益 拮抗	害<利益	害≪利益	さまざまである	わからない	判断の理由・根拠など
			(13/19)	(6/19)			パネルの68%が「利益が大きい」、32%が「利益が十分大きい」と判断した。

F 人々（患者）の価値観や意向のばらつきは

大きい	多分大きい	–	多分小さい	小さい	判断の理由・根拠など
(1/19)			(17/19)	(1/19)	患者の価値観や意向は、パネルの5%が「大きい」と判断し、残りの95%が「多分小さい」もしくは、「小さい」と判断した。

G コストパフォーマンスは良いか

悪い	多分悪い	–	多分良い	良い	さまざまである	わからない	判断の理由・根拠など
			(2/19)	(17/19)			コストパフォーマンスについては、パネルの89%が「良い」を選択し、残りの11%も「多分良い」を選択した。

H この介入は重要な利害関係者にとって許容できるか

いいえ	多分いいえ	–	多分はい	はい	さまざまである	わからない	判断の理由・根拠など
			(6/19)	(13/19)			パネルは、重要な利害関係者（患者やその家族、歯科医師、公的機関など）がこの介入を「許容できる」（68%）、「多分許容できる」（32%）と判断した。

I この介入は実行可能か

いいえ	多分いいえ	–	多分はい	はい	さまざまである	わからない	判断の理由・根拠など
				(19/19)			100%のパネルが「実行可能」を選択した。

※（　）内はパネルの投票結果を示す

[結論]

推奨のタイプ	強い推奨反対	弱い推奨反対	条件付きの推奨	弱い推奨	強い推奨
	しないことを推奨する	しないことを提案する		提案する	推奨する
	○（　　）	○（　　）	○（　　）	○（3/19）	●（16/19）

（　）：パネルの投票結果

推奨事項	露髄の可能性のある深在性う蝕に、暫間的間接覆髄を行うことを推奨する。 （エビデンスの確実性「中」）

【推奨の根拠・正当性】

推奨を決める主要4項目（D、E、F、G）に対するパネルの投票結果は、以下のとおりであった。

D 全体的なエビデンスの確実性：「中」

E 「利益」と「害」のバランス：すべてのパネルが「利益が上回る」あるいは「利益が大きく上回る」であった。

F 人々（患者）の価値観や意向のばらつき：ほとんど（89.5%）が「多分小さい」とした。

G コストパフォーマンス：すべてのパネルが「多分良い」あるいは「良い」と判断した。

推奨を決める主要4項目のこのような評価を受けて、3回目の投票において84.2%のパネル（16/19人）が「強い推奨」に投票したので、75%ルール〈第1部「6. 診療ガイドラインの作成法／合意の形成」（p.3）を参照〉に従って、「強い推奨」と決定した（ただし、「弱い推奨」に投票したパネルも3人いた）。

4　考察

1）本診療ガイドラインの有用性と限界

　日常臨床では、臨床症状が認められないものの、歯髄にまで達するような深在性う蝕にしばしば遭遇する。近年、う蝕などの刺激により損傷した歯髄を保存し、生活歯としてその機能とともに保存する VPT（Vital Pulp Therapy あるいは Vital Pulp Treatment）〈第 2 部 I「4. ESE と AAE の歯髄保存療法に関するポジションステートメント」（p.11）を参照〉の考え方が浸透しつつあり、ここでは、European Society of Endodontology（ESE：ヨーロッパ歯内療法学会）が推奨する[4]、露髄を可能なかぎり回避するために段階的にう蝕を除去する暫間的間接覆髄について取り上げた。教科書などでの成書で、暫間的間接覆髄法という用語で扱われる本法は、Atraumatic（非侵襲性）Indirect Pulp Capping（間接覆罩）を語源とした非侵襲性歯髄覆罩（AIPC）および歯髄温存療法と同義であり、英語表記では stepwise excavation（ステップワイズエキスカベーション）が一般的である。

　う蝕象牙質を 1 回で完全に除去すると、露髄をきたしそうな部分の感染象牙質を残し、覆髄剤を貼付したうえで仮封をし、数ヵ月後に軟化した象牙質の硬化と、修復象牙質の添加が促進されたのを確認するのが暫間的間接覆髄法である。段階的に感染象牙質を除去することによって、露髄することなく生活歯の状態で修復できる治療法である。この暫間的間接覆髄は、以前より行われている手技であったが、平成 20 年度診療報酬改定で、非侵襲性歯髄覆罩（AIPC）の項目で保険収載され、平成 22 年度には歯髄温存療法との名称に変更されて、臨床での適用が広がった。現在、令和 6 年度診療報酬改定により 200 点の請求が可能となっている。

　すでに、日本歯科保存学会より保険収載医療技術「歯髄温存療法（AIPC）」の治療指針が呈示され〈『う蝕治療ガイドライン 第 2 版』（p.136 ～ 138）を参照〉、その治療指針は明らかにされているところであるが、歯髄温存療法がう蝕除去の際の露髄を効果的に防ぐことができているのか、あるいは術後の歯髄症状の発現頻度はどうなのかなど、臨床適応に際して明らかにすべき点は多く、本診療ガイドラインでも検討することにした。

　今回、網羅的検索から選ばれた論文において、介入群の暫間的間接覆髄に使用されているのはすべて水酸化カルシウム製剤であった。そのため、フォレストプロットやエビデンスプロファイルに示される結果は、水酸化カルシウム製剤を用いた暫間的間接覆髄とう蝕一括除去を比較したものであり、治療指針に示されているタンニン・フッ化物合材配合カルボキシレートセメントを使用した際の暫間的間接覆髄のランダム化比較試験ではないことに注意が必要である。また、今回の研究期間は多くが 12 ヵ月であるため、長期観察期間でのエビデンスに関してはさらなるデータ蓄積が必要である。

2）実施における注意・検討事項

　露髄の可能性のある深在性う蝕に対する暫間的間接覆髄を行う最大の利益は、歯髄を健全に保つことができることである。これは、感覚保持および外来刺激の遮断といった歯髄本来の機能を保全するとともに、広範囲の修復や歯根破折が回避できることより、患歯を長期にわたって口腔で機能させることに貢献するものである。一方、暫間的間接覆髄は、初回の治療後、数ヵ月の期間をあけて再度治療が必要となるため、患者によっては、このような治療を精神的あるいは肉体的に負担と感じる場合もあろう。さらに、暫間的間接覆髄を実施した場合でも、歯髄を残せる可能性が 68.4% にとどまっていることも、留意すべき点である。

3）投票に際してのパネルのコメントなど

　歯髄を保存できる有意性やすでに保険診療に収載されている方法であるため、実行可能である点を評価するコメントが多かった。同時に、暫間的間接覆髄では通院回数が増えることが患者の負担となる可能性に関して指摘するコメントもあった。

4）今後の研究について

　水酸化カルシウム製剤以外の材料を用いて暫間的間接覆髄を行った際の結果や覆髄材料間の差異についても検討が必要である。また、観察期間を長くした場合の予後についてもさらなる検討が必要であり、今後より多くの研究報告が求められる。

Pulp exposure after stepwise versus direct complete excavation of deep carious lesions in young posterior permanent teeth.

Leksell E, Ridell K, Cvek M, Mejàre I
Endod Dent Traumatol 1996; 12(4): 192-196.

■目　　　的　：若年者の永久臼歯の深在性う蝕を、ステップワイズエキスカベーションにて除去した場合と一括完全除去した場合の露髄頻度の比較

■研究デザイン：ランダム化比較試験

■研究施設　：Department of Pedodotitics, Eastmaninstitutet, the District Dental Clinics in Rinkeby and Tensta, Sweden

■対　　　象　：エックス線検査で、う蝕を完全に除去すると露髄する可能性がある臨床症状のない 6 ～ 16 歳（平均 10.2 歳）116 人の大臼歯 134 歯を対象とした。ステップワイズエキスカベーション群の 6 人 7 歯が途中で脱落したため、最終的にステップワイズエキスカベーション群 57 歯、う蝕一括除去群 70 歯の計 127 歯を対象とした。デンタルエックス線画像で根尖病変を認めず、臨床症状や自発痛のない歯を対象とした。

■介　　　入　：ステップワイズエキスカベーション群では、う蝕象牙質の大部分を除去後、水酸化カルシウム製剤（Calasept, Scania Dental Knivsta, Sweden）を貼付し、酸化亜鉛ユージノールセメントで仮封して 8 ～ 24 週間後に残置したう蝕を除去した。う蝕一括除去群では、う蝕を完全除去し、両群とも窩底は水酸化カルシウム製剤を貼薬後、酸化亜鉛ユージノールセメントにて被覆した。最終修復として、29 歯は歯冠部をグラスアイオノマーセメント（Baseline, DeTrey Dentsply, Germany）で修復し、27 歯は Fuji Ⅱ（GC, Tokyo, Japan）で修復、12 歯は窩底をグラスアイオノマーセメント、その上にレジン（P-50 resin bonded ceramic, Laboratories 3M Santé, France）充填を行った。59 歯はアマルガム（Dispersalloy capsules, Johnson & Johnson Dental Products Company, USA）を用いて修復した。最短フォローアップ期間は 12 ヵ月とした。

■評価項目　：露髄頻度および歯髄の臨床症状

■結　　　果※：露髄頻度は、ステップワイズエキスカベーション群で 57 歯中 10 歯（17.5%）、う蝕一括除去群では 70 歯中 28 歯（40%）であった。ステップワイズエキスカベーション群において、8 ～ 10 週でう窩を再開拡した群と 11 ～ 24 週で再開拡した群では、露髄頻度に差は認められなかった。両群で露髄をきたさなかった 40 歯それぞれの歯髄は、平均 43 ヵ月後も臨床的およびエックス線検査にて正常であった。

> ※本診療ガイドライン作成においては、ITT 解析で脱落したデータも母数に入れ、成功した歯は、ステップワイズエキスカベーション群で 64 歯中 40 歯、う蝕一括除去群で 70 歯中 40 歯、露髄は、ステップワイズエキスカベーション群で 64 歯中 10 歯、う蝕一括除去群で 70 歯中 28 歯とした。

■結　　　論　：ステップワイズエキスカベーションは、永久歯の深在性う蝕において露髄回避に有効である。

Pulp exposure occurrence and outcomes after 1- or 2-visit indirect pulp therapy vs complete caries removal in primary and permanent molars.

Orhan AI, Oz FT, Orhan K

Pediatr Dent 2010; 32(4): 347-355.

■目　　　的 ：乳歯あるいは永久歯の深在性う蝕に対して、ステップワイズエキスカベーション、う蝕一部除去あるいは一括完全除去した場合の露髄および修復の予後に及ぼす影響を検討する。

■研究デザイン： ランダム化比較試験

■研究施設　 ：Ankara University、トルコ

■対　　　象 ：4 〜 15 歳の患者 123 人の深在性う蝕を有する第二乳臼歯 94 歯と第一大臼歯 60 歯で、以下の条件を満たす歯を対象とした。

　　　　　　　①デンタルエックス線画像で象牙質の厚みの 3/4 以上に及ぶ、う蝕を一括除去すると露髄のリスクのある深在性う蝕

　　　　　　　②瘻孔、歯周組織の腫脹、異常な動揺を認めない

　　　　　　　③自発痛や刺激時に持続的な痛みを認めない

　　　　　　　④エックス線診査で根尖病巣、内部吸収や外部吸収および歯髄組織の石灰化を認めない

　　　　　　　⑤寒冷診および歯髄電気診に反応する

■介　　　入 ：可及的にう蝕象牙質を除去し、露髄する前にう蝕象牙質を残置させたまま水酸化カルシウム製剤（Dycal®, Dentsply/Caulk, Dentsply International Inc, Milford, DE, USA）を貼付後、最終修復する群、う蝕を可及的に除去して水酸化カルシウム製剤にて覆髄した後、強化型酸化亜鉛ユージノールセメント（IRM, LD Caulk Division, Dentsply International Inc）にて仮封し、3 ヵ月後に残存う蝕を除去して最終修復するステップワイズエキスカベーション群、あるいはう蝕一括除去を行う 3 群にくじで無作為に割り付けた。いずれも、最終修復は水酸化カルシウム製剤を貼付し、グラスアイオノマーセメント（Ionofil V, Voco GmbH, Cuxhaven, Germany）で裏層した後、コンポジットレジン（Grandio Voco, 27457, Cuxhaven, Germany）にて修復した。

■評価項目　 ：う蝕除去中の露髄および 12 ヵ月後の修復の成功率

■結　　　果※：永久歯の露髄頻度は、う蝕象牙質を残置させたまま最終修復した群では 19 歯中 1 歯（5 ％）、ステップワイズエキスカベーション群では 17 歯中 1 歯（6 ％）、う蝕一括除去群では 24 歯中 6 歯（25 ％）であった。また、12 ヵ月後の成功率は、う蝕象牙質を残置させたまま最終修復した群では 18 歯中 18 歯（100%）、ステップワイズエキスカベーション群では 16 歯中 16 歯（100%）、う蝕一括除去群では 18 歯中 18 歯（100%）であった。

> ※本診療ガイドライン作成においては、ITT 解析で脱落したデータも母数に入れ、成功した歯は、ステップワイズエキスカベーション群で 17 歯中 16 歯、う蝕一括除去群で 24 歯中 18 歯、露髄は、ステップワイズエキスカベーション群で 17 歯中 1 歯、う蝕一括除去群で 24 歯中 6 歯とした。

■結　　　論 ：深在性う蝕は、部分的あるいは段階的に除去することが推奨される。

Treatment of deep caries lesions in adults: randomized clinical trials comparing stepwise vs. direct complete excavation, and direct pulp capping vs. partial pulpotomy.

Bjørndal L, Reit C, Bruun G, Markvart M, Kjaldgaard M, Näsman P, Thordrup M, Dige I, Nyvad B, Fransson H, Lager A, Ericson D, Petersson K, Olsson J, Santimano EM, Wennström A, Winkel P, Gluud C

Eur J Oral Sci 2010; 118(3): 290-297.

■目　　　的 ：永久歯の深在性う蝕に対して、暫間的間接覆髄すなわちステップワイズエキスカベーション、あるいは一括完全除去した場合の露髄、歯髄症状の発現および修復の予後に及ぼす影響を検討する。

■研究デザイン：ランダム化比較試験

■研究施設 ：デンマーク2ヵ所（the Dental Schools at the University of Copenhagen, Aarhus University)、スウェーデン4ヵ所（Karolinska Institute, Stockholm; Faculty of Odontology, Malmö; Uppsala Public Dental Service; Gothenburg Public Dental Service) の計6ヵ所

■対　　　象 ：18歳以上の患者314人の永久歯に認められた象牙質の歯髄側へ75%以上進行したう蝕で、エックス線所見で歯髄までに1層象牙質が確認でき、疼痛については寒冷診およびエアーをかけた際に再現できるものを対象とした。また、持続性の自発痛がある、寒冷診および歯髄電気診に反応しない、アタッチメントロス＞5mm、根尖部に透過像を認める、妊娠している、全身疾患を有する、インフォームド・コンセントが得られない場合は除外した。

■介　　　入 ：ステップワイズエキスカベーション（156歯）、あるいはう蝕一括完全除去（158歯）を行って、12ヵ月後の臨床成績を評価した。ステップワイズエキスカベーション群では水酸化カルシウム製剤（Dycal®, DeTrey Dentsply, Skarpnäck, Sweden) にて覆髄した後、グラスアイオノマーセメント（Ketac Molar, 3M ESPE, Glostrup, Denmark) にて仮封した。8～12週間後、リエントリーを行い、健全象牙質と同様の硬さの黄色あるいは灰色の象牙質のみを残してう蝕の最終除去を行った。う蝕除去後に水酸化カルシウム製剤を貼付したうえで、コンポジットレジン（OptiBond Solo Plus および Herculite XRV, KerrHawe, Bioggio, Switzerland) にて修復した。う蝕一括除去群でもステップワイズエキスカベーション群と同様、初回にう蝕を除去後、グラスアイオノマーセメントで仮封し、8～12週間後にグラスアイオノマーセメントのみを除去してコンポジットレジン修復を行った。治療結果については12ヵ月後に評価した。

■評価項目 ：う蝕除去中の露髄、術後の歯髄症状の発現および修復の成功率

■結　　果※ ：12ヵ月後、歯髄の生活反応を認め、根尖病巣のない成功した歯は、ステップワイズエキスカベーション群で143歯中106歯（74.1%）、う蝕一括除去群で149歯中93歯（62.4%）であった。露髄した歯は、ステップワイズエキスカベーション群で25歯（17.5%）、う蝕一括除去群で43歯（28.9%）であった。また、抜髄に至る耐えられない痛みが出現した歯は、ステップワイズエキスカベーション群で8歯（5.6%）、う蝕一括除去群で7歯（4.7%）であった。

> ※本診療ガイドライン作成においては、ITT解析で脱落したデータも母数に入れ、成功した歯は、ステップワイズエキスカベーション群で156歯中106歯、う蝕一括除去群で158歯中93歯、露髄は、ステップワイズエキスカベーション群で156歯中25歯、う蝕一括除去群で158歯中43歯、疼痛が出現した歯は、ステップワイズエキスカベーション群で156歯中8歯、う蝕一括除去群で158歯中7歯とした。

■結　　　論 ：深在性う蝕の除去にステップワイズエキスカベーションを行うことで露髄を回避できる。う蝕による露髄で歯髄の予後が悪いことを考慮すると、深在性う蝕の除去にはステップワイズエキスカベーションが推奨される。

6 　参考文献

1) Leksell E, Ridell K, Cvek M, Mejàre I. Pulp exposure after stepwise versus direct complete excavation of deep carious lesions in young posterior permanent teeth. Endod Dent Traumatol 1996; 12: 192-196.

2) Orhan AI, Oz FT, Orhan K. Pulp exposure occurrence and outcomes after 1- or 2-visit indirect pulp therapy vs complete caries removal in primary and permanent molars. Pediatr Dent 2010; 32: 347-355.

3) Bjørndal L, Reit C, Bruun G, Markvart M, Kjaldgaard M, Näsman P, Thordrup M, Dige I, Nyvad B, Fransson H, Lager A, Ericson D, Petersson K, Olsson J, Santimano EM, Wennström A, Winkel P, Gluud C. Treatment of deep caries lesions in adults: randomized clinical trials comparing stepwise vs. direct complete excavation, and direct pulp capping vs. partial pulpotomy. Eur J Oral Sci 2010; 118: 290-297.

4) European Society of Endodontology (ESE) developed by:; Duncan HF, Galler KM, Tomson PL, Simon S, El-Karim I, Kundzina R, Krastl G, Dammaschke T, Fransson H, Markvart M, Zehnder M, Bjørndal L. European Society of Endodontology position statement: Management of deep caries and the exposed pulp. Int Endod J 2019; 52: 923-934.

5) Kidd E. Caries removal and the pulpo-dentinal complex. Dent Update 2000; 27: 476-482.

6) Ranly DM, Garcia-Godoy F. Current and potential pulp therapies for primary and young permanent teeth. J Dent 2000; 28: 153-161.

7) Shovelton DS, Friend LA, Krik EEJ, Rowe AHR. The efficacy of pulp capping materials permanent teeth. J Dent 2000; 28: 153-161, 385-391.

8) Matsuo T, Nakanishi T, Shimizu H, Ebisu S. A clinical study of direct pulp capping applied to carious-exposed pulps. J Endod 1996; 22: 551-556.

9) Haskell EW, Stanley HR, Chellemi J, Stringfellow H. Direct pulp capping treatment: a long-term follow-up. J Am Dent Assoc 1978; 97: 607-612.

10) Barthel CR, Rosenkranz B, Leuenberg A, Roulet JF. Pulp capping of carious exposures: treatment outcome after 5 and 10 years: a retrospective study. J Endod 2000; 26: 525-528.

11) Bjørndal L, Larsen T. Changes in the cultivable flora in deep carious lesions following a stepwise excavation procedure. Caries Res 2000; 34: 502-508.

12) Bjørndal L, Thylstrup A. A practice-based study on stepwise excavation of deep carious lesions in permanent teeth: a 1-year follow-up study. Community Dent Oral Epidemiol 1998; 26: 122-128.

13) Bjørndal L, Larsen T, Thylstrup A. A clinical and microbiological study of deep carious lesions during stepwise excavation using long treatment intervals. Caries Res 1997; 31: 411-417.

14) 永峰道博. タンニン・フッ化物合剤配合カルボキシレートセメントによる深部う蝕治療に関する研究. 岡山歯会誌 1993; 12: 1-25.

15) 小川冬樹, 町田幸雄. 深在性齲蝕に対する暫間的間接歯髄覆罩法の臨床観察. 歯科学報 1984; 84: 43-50.

16) 後藤譲治. 暫間的間接歯髄覆罩法の歯髄に及ぼす影響に関する臨床病理学的研究. 小児歯誌 1985; 23: 926-938.

CQ 3　感染歯質除去後の露髄した永久歯に直接覆髄する場合、MTA と水酸化カルシウム製剤のいずれを使用すべきか

【推奨】

感染歯質除去後の露髄した永久歯に直接覆髄する場合、水酸化カルシウム製剤よりも MTA を露髄面に使用することを推奨する。

推奨の強さ：強い推奨※／エビデンスの確実性：中＊

※ パネル（18 人）の投票結果：強い推奨 15 人、弱い推奨 3 人

1　採用した研究論文の概要

1）Kundzina ら（ノルウェーおよびリトアニア, 2017）の研究[1]の概要〈研究の詳細は「5. 構造化抄録」（p.42）を参照〉

歯根が完成していてう蝕病変のある第一大臼歯または第二大臼歯で、疼痛の既往がない、または可逆性歯髄炎と診断された患者（18 〜 55 歳）に対して、MTA を用いた介入群と水酸化カルシウム製剤を用いた対照群にランダムに割り付けて直接覆髄を行った。術後 3 日間に疼痛の出現が認められたものは、MTA を用いた介入群で 33 歯中 10 歯、水酸化カルシウム製剤を用いた対照群で 37 歯中 8 歯で、この時点で脱落したデータはなかった。臨床的成功とエックス線的成功の総合評価は、12 ヵ月では、MTA を用いた介入群で 33 歯中 30 歯、水酸化カルシウム製剤を用いた対照群で 37 歯中 26 歯であった。

2）Suhag ら（インド, 2019）の研究[2]の概要〈研究の詳細は「5. 構造化抄録」（p.43）を参照〉

歯根の完成した下顎第一大臼歯および第二大臼歯で、象牙質 1/2 以上まで進行した深在性う蝕を有し、可逆性歯髄炎と診断された患者（15 〜 40 歳）に対して、MTA と水酸化カルシウム製剤での直接覆髄をランダムに割り付けた。術後 24 時間に疼痛の出現が認められたものは、介入群で 32 歯中 16 歯、対照群で 32 歯中 20 歯であった。臨床的成功とエックス線的成功の総合評価は、12 ヵ月では、MTA を用いた介入群で 27 歯中 25 歯、水酸化カルシウム製剤を用いた対照群で 29 歯中 20 歯であった。

2　複数の論文データを統合しエビデンスの確実性を得る

1）採用された論文のデータの統合

本診療ガイドライン作成においては、ITT 解析〈p.27 脚注を参照〉を行うこととした。そのため、脱落したデータは直接覆髄失敗として扱っている。Kundzina らの研究[1]〈「5. 構造化抄録」（p.42）を参照〉では、グラフから 12 ヵ月時点での成功を読み取り、MTA を用いた介入群で 33 歯中 30 歯、水酸化カルシウム製剤を用いた対照群で 37 歯中 26 歯としてデータ統合を行った。Suhag らの研究[2]〈「5. 構造化抄録」（p.43）を参照〉では、研究当初は MTA を用いた介入群および水酸化カルシウム製剤を用いた対照群ともに 32 歯ずつであったが、観察期間中に MTA を用いた介入群では 5 歯が、水酸化カルシウム製剤を用いた対照群では 3 歯が脱落している。そのため、成功については、MTA を用いた介入群で 32 歯中 25 歯、水酸化カルシウム製剤を用いた対照群で 32 歯中 20 歯としてデータ統合を行った。

また、Suhag らの研究では本文中に、術後 24 時間に疼痛なしの数が介入群で 50％、対照群で 39％となっており、具体的な歯数は 32 歯中 16 歯および 31 歯中 12 歯と推測される。対照群が 1 歯脱落していると考えられたため、術後疼痛の発現としてデータ統合する際に、介入群は 32 歯中 16 歯、対照群は 32 歯中 20 歯とした。

＊ エビデンスの確実性と定義
・中（Moderate）：効果推定値に対し中等度の確信がある。つまり、真の効果は効果推定値に近いと考えられるが、大きく異なる可能性も否めない。
〈その他の定義の解説は、p.18 脚注を参照〉

2）フォレストプロットとバイアスのリスク（RoB）

アウトカム 1：歯髄の温存（12 ヵ月）

Study or Subgroup	[介入] MTA Events	Total	[対照] 水酸化カルシウム製剤 Events	Total	Weight	Risk Ratio IV, Random, 95% CI
Kundzina（2017）	30	33	26	37	65.5%	1.29 [1.02, 1.64]
Suhag（2019）	25	32	20	32	34.5%	1.25 [0.90, 1.73]
Total (95% CI)		65		69	100.0%	1.28 [1.06, 1.55]
Total events	55		46			

Heterogeneity : Tau^2 = 0.01 ; Chi^2 = 0.03, df = 1 (P = 0.87) ; I^2 = 0%
Test for overall effect : Z = 2.52 (P = 0.01)

相対効果（Risk Ratio：RR）は1.28で1.00の線を超えているので、「歯髄の温存（12ヵ月）」は、介入（MTA）が優位。

アウトカム 2：術後疼痛の発現（短期）*

Study or Subgroup	[介入] MTA Events	Total	[対照] 水酸化カルシウム製剤 Events	Total	Weight	Risk Ratio IV, Random, 95% CI
Kundzina（2017）	10	33	8	37	31.3%	1.40 [0.63, 3.13]
Suhag（2019）	16	32	20	32	68.7%	0.80 [0.52, 1.24]
Total (95% CI)		65		69	100.0%	0.95 [0.57, 1.59]
Total events	26		28			

Heterogeneity : Tau^2 = 0.05 ; Chi^2 = 1.44, df = 1 (P = 0.23) ; I^2 = 31%
Test for overall effect : Z = 0.18 (P = 0.85)

RRは0.95で1.00の線を超えていないが、「術後疼痛の発現（短期）」は、介入（MTA）と対照（水酸化カルシウム製剤）で有意差はない。

Risk of Bias の項目 A〜Gについて、低リスクなら「緑」、高リスクなら「赤」、リスクの判定が不可能あるいは不確かな場合は「黄」とした。

A（割り付けの生成法）：Suhag の研究では、対象者はランダムに割り付けたと記載されているが、具体的な方法が記載されていないため、「黄」とした。

B（割り付けの隠蔽）：封筒法にて割り付けを隠蔽し、露髄創傷部の出血のコントロールが成功してから開封している。「緑」とした。

C（参加者と研究関係者の盲検化）：参加者には介入群か対照群かを予測できないように配慮されている。一方、研究者（術者）は材料の外観・性状により介入群か対照群かを予測することが可能であるが、効果推定値に及ぼす影響は少ないと判断し、「緑」とした。

D（アウトカム評価者の盲検化）：可能なかぎり盲検化された評価者によりアウトカムを評価しており、「緑」とした。

E（不完全なアウトカムデータ）：脱落率は 20%以下であり、効果推定値に影響を与えていないと判断し、「緑」とした。

F（選択的アウトカム報告）：研究実施前に指定されたアウトカムのすべてが報告されており、「緑」とした。

G（その他のバイアス）：利益相反など、その他バイアスの原因は特になく、「緑」とした。

---

* 「短期」として、Kundzina らの研究では 3 日後、Suhag らの研究では 24 時間後の術後疼痛発現の結果を採用した。

3）エビデンスプロファイル

確実性の評価							効果				エビデンスの確実性	全体的なエビデンスの確実性
研究数	研究デザイン	RoB	非一貫性	非直接性	不精確さ	その他の要因	[介入]MTA	[対照]水酸化カルシウム製剤	相対効果（RR）(CI：95%信頼区間)	絶対効果(CI：95%信頼区間)		
アウトカム1：歯髄の温存（12ヵ月）[重大]												中
2	ランダム化比較試験	深刻でない	深刻でない	深刻でない	深刻 a	なし	55/65 84.6%	46/69 66.7%	RR 1.28 (1.06〜1.55)	15/100 (3/100〜30/100) b	中	
アウトカム2：術後疼痛の発現（短期）[重大]												
2	ランダム化比較試験	深刻でない	深刻でない	深刻でない	深刻 a	なし	26/65 40.4%	28/69 40.6%	RR 0.95 (0.57〜1.59)	-2/100 (-14/100〜24/100)	中	

a：絶対効果の下限値が、パネルの設定した臨床決断の閾値を下回る、あるいは最適情報量（OIS）を満たしていない。
b：8つの研究*のデータの中央値より、対照群のイベント発生率（CER）を55%と設定した。

RoB（Risk of Bias）：1件の研究において「黄」は1個で、1件の研究はすべて「緑」である。よって、RoBは「深刻でない」と判定した。

一貫性：
◎アウトカム1：歯髄の温存（12ヵ月）
　研究間のばらつきを示すI^2は0％＜40％であり、P＝0.87と異質性もなく、「深刻でない」と判断した。
◎アウトカム2：術後疼痛の発現（短期）
　研究間のばらつきを示すI^2は31％＜40％であり、P＝0.23と異質性もなく、「深刻でない」と判断した。

直接性：2件の研究に設定された状況は一致しており、直接性に問題はないと判断した。

精確性：
◎アウトカム1：歯髄の温存（12ヵ月）
　①臨床決断
　絶対効果（95%信頼区間）は15/100（3/100〜30/100）である。100う蝕にMTAを用いて直接覆髄したときに「温存される歯髄」の数は、点推定値で15「増」、信頼区間の下限では3「増」である。一方、パネルは、臨床決断の閾値を10に設定した。すると、絶対効果の下限（3）が閾値（10）をまたぐので、「不精確さ」は1段階下げ、「深刻」と評価した。
　②最適情報量（OIS）
　評価の第1段階（上記①）で不精確さは「深刻」と判定されたので、最適情報量（OIS）の評価はしない。
◎アウトカム2：術後疼痛の発現（短期）
　①臨床決断
　絶対効果の95%信頼区間（-14/100〜24/100）は0をまたぎ、臨床決断の閾値の設定は難しい。よって、信頼区間の境界が示す最も悲観的な効果（直接覆髄にMTAを使用した場合、100う蝕あたり疼痛発現する歯の数が24本「増」）が真実であったとしても、臨床決断ができるかを自問した。その結果、臨床決断はできないので、「不精確さ」は「深刻」と評価した。
　②最適情報量（OIS）
　評価の第1段階（上記①）で不正確さは「深刻」と評価されたので、最適情報量（OIS）の評価はしない。

その他の要因の検討：エビデンスの確実性に影響する問題はないと判断した。

絶対効果：
◎アウトカム1：歯髄の温存（12ヵ月）
　絶対効果（95%信頼区間）は15/100（3/100〜30/100）である。よって、介入（MTAによる直接覆髄）により「歯髄が温存」できる歯は100本あたり3〜30本の「増」である。
◎アウトカム2：術後疼痛の発現（短期）
　絶対効果（95%信頼区間）は-2/100（-14/100〜24/100）である。よって、介入（MTAによる直接覆髄）により「術後疼痛が発現」する歯は100本あたり14本の「減」から24本の「増」である。

[重大]なアウトカムに対する全体的なエビデンスの確実性：
　[重大]なアウトカム「歯髄の温存（12ヵ月）」および「術後疼痛の発現（短期）」に対して採用された2論文のデータを統合し、RoBなど5項目についてエビデンスの確実性を評価した。その結果、いずれのアウトカムにおいても「不精確さ」についてはガイドラインパネルが「深刻」と判断し、確実性は「中」に1段階グレードを下げたが、その他の4項目については深刻な問題はなかった。よって、[重大]なアウトカム「歯髄の温存（12ヵ月）」「術後疼痛の発現（短期）」に対するエビデンスの確実性はそれぞれ「中」であり、「全体的なエビデンスの確実性」も「中」である。

＊「う蝕除去による露髄（cariously exposed pulp）」に対する水酸化カルシウム製剤による直接覆髄の成功率として、論文検索の結果から今回採用の2研究にさらに6研究を加え、全部で8研究[13-18]の結果から中央値を求めた。

3　エビデンスから推奨へ

［EtD テーブル］

	いいえ	多分いいえ	—	多分はい	はい	さまざまである	わからない	判断の理由・根拠など
A この問題は優先事項か								感染歯質除去後に露髄した永久歯の直接覆髄に対しては、近年、新規材料である MTA が使用される機会が増加している。
		(1/19)		(4/19)	(14/19)			
B 予期される望ましい効果はどれほどか	わずか	小さい	—	中くらい	大きい	さまざまである	わからない	アウトカム：歯髄の温存（12 ヵ月） 相対効果：1.28（95% CI：1.06 〜 1.55） 絶対効果：15/100（95% CI：3/100 〜 30/100）
				(5/17)	(12/17)			
C 予期される望ましくない効果（害）はどれほどか	大きい	中くらい	—	小さい	わずか	さまざまである	わからない	アウトカム：術後疼痛の出現（短期） 相対効果：0.95（95% CI：0.57 〜 1.59） 絶対効果：-2/100（95% CI：-14/100〜24/100） 害として「歯の変色」も考慮された。
				(3/19)	(15/19)	(1/19)		
D 全体的なエビデンスの確実性は	非常に低	低	—	中	高			2つの［重大］なアウトカム「歯髄の温存(12ヵ月)」および「術後疼痛の出現（短期）」のエビデンスの確実性は「中」。よって、全体的なエビデンスの確実性は「中」である。
				●				
E「利益」と「害」のバランスは	害≫利益	害＞利益	害／利益 拮抗	害＜利益	害≪利益	さまざまである	わからない	歯の変色に影響しない MTA を考慮した。パネルの 47％が「利益が大きい」、53％が「利益が十分大きい」と判断した。
				(8/17)	(9/17)			
F 人々（患者）の価値観や意向のばらつきは	大きい	多分大きい	—	多分小さい	小さい			患者の負担する費用については除外した。患者の価値観や意向は、パネルの6％が「多分大きい」、94％が「多分小さい」もしくは「小さい」と判断した〈「4. 考察」を参照〉。
		(1/17)		(7/17)	(9/17)			
G コストパフォーマンスは良いか	悪い	多分悪い	—	多分良い	良い	さまざまである	わからない	歯の変色に影響しない MTA を考慮した。コストパフォーマンスは、パネルの5％が「多分良い」、95％のパネルが「さまざまである」を選択した〈「4. 考察」を参照〉。
				(1/19)		(18/19)		
H この介入は重要な利害関係者にとって許容できるか	いいえ	多分いいえ	—	多分はい	はい	さまざまである	わからない	歯の変色に影響しない MTA を考慮した。パネルは、重要な利害関係者（患者、歯科医師、企業、公的機関など）がこの介入を「多分許容できる」(18%)、「さまざまである」(82%) と判断した。
				(3/17)		(14/17)		
I この介入は実行可能か	いいえ	多分いいえ	—	多分はい	はい	さまざまである	わからない	37％のパネルが「多分実行可能」、63％のパネルが「実行可能」を選択した〈「4. 考察」を参照〉。
				(7/19)	(12/19)			

※ （　）内はパネルの投票結果を示す。なお、パネルは 19 人だが、投票時にスケジュールの都合で 17 人にて投票を行っている項目がある。

［結論］

推奨のタイプ	強い推奨反対	弱い推奨反対	条件付きの推奨	弱い推奨	強い推奨
	しないことを推奨する	しないことを提案する		提案する	推奨する
	○（　　）	○（　　）	○（　　）	○（3/18）	●（15/18）

（　）：パネルの投票結果

推奨事項	感染歯質除去後の露髄した永久歯に直接覆髄する場合、MTA の使用を推奨する。 （エビデンスの確実性「中」）

【推奨の根拠・正当性】

推奨を決める主要4項目（D、E、F、G）に対するパネルの投票結果は、以下のとおりであった。

　D 全体的なエビデンスの確実性：「中」

　E「利益」と「害」のバランス：すべてのパネルで「利益が大きい」あるいは「利益が十分大きい」とした。

　F 人々（患者）の価値観や意向のばらつき：94％のパネル（16/17 人）が「多分小さい」あるいは「小さい」とした。

　G コストパフォーマンス：95％のパネル（18/19 人）が「さまざまである」とした。

推奨を決める主要4項目のうち、3項目を参考にし、83.3％のパネル（15/18 人）が「推奨する（強い推奨）」に投票したため、75％ルール〈第1部「6. 診療ガイドラインの作成法／合意の形成」(p.3) を参照〉に従い、「推奨する（強い推奨）」と決定した。

1）本診療ガイドラインの有用性と限界

　従来の直接覆髄の適応症は、外傷や窩洞形成時などによる非感染性の偶発的露髄とされているが、今回のCQはう蝕除去中の露髄を対象としている。これは、暫間的間接覆髄を試みたが露髄してしまったという状況のように、臨床上起こりうる事案である。網羅的検索から選ばれた研究[1, 2]において、介入群として使用されているMTAはすべてProRoot® MTA（グレーおよびホワイト）であった。そのため、フォレストプロットやエビデンスプロファイルに示される結果は、ProRoot® MTAと水酸化カルシウム製剤を比較したものである。2つの研究から導き出された12ヵ月後のMTAを用いた直接覆髄の成功率は、67～85％であった。また、術後疼痛の発現（短期）では有意差は認められなかった。

　一方で、EtD表では他のMTA製品や日本の診療環境を踏まえる必要があるため、歯の変色に影響のないMTA製品やその材料費・治療費などを考慮した。具体的には、術者にとっての材料費や治療費（自由診療・保険診療）については［G コストパフォーマンスは良いか］にて、治療費を負担する患者や行政、歯科メーカーの立場については［H この介入は重要な利害関係者にとって許容できるか］にて考察した。そのため、推奨文は採用された2つの研究に基づいて得られた情報のみで導き出されたものではなく、日本の診療環境を加味して作成されたものとなっている。

　MTAを用いた直接覆髄は、わが国の薬機法では適応の範囲内である。保険適用のMTAが販売されているが、保険診療（直接覆髄154点）で行うのか自由診療で行うのかについては、一様に扱うことができない。そのため、［G コストパフォーマンスは良いか］や［H この介入は重要な利害関係者にとって許容できるか］については、評価することができなかった。これにより、EtDテーブルでは、いずれの項目も「さまざまである」という投票結果となった。

　Kundzinaらの研究[1]では36ヵ月後まで、Suhagらの研究[2]では12ヵ月後までの経過を報告している。前者の研究[1]で12ヵ月後の結果の詳細は記載されていなかったが、論文内の図から各群の成功数を割り出した。また、12ヵ月後でも36ヵ月後でもMTA優位であったことには変わりはなかった。直接覆髄の成功率という点でみると、長期予後の情報はきわめて重要であるが、本CQは材料選択という点で評価しているため、情報量の多くなる12ヵ月後で揃える結果となった。

2）実施における注意・検討事項

　治療を拡大視野下にて行うことで、露髄面におけるデブリの様子や歯髄の様子を詳細に観察することができる。そのため、手術用顕微鏡の使用が望ましい[3,4]。

　ProRoot® MTAにはエックス線造影性を得るため酸化ビスマスが含まれているが、これにより歯の変色をきたすことが報告[5-10]されており、直接覆髄に使用した場合、術後に審美障害となるおそれがある。そのため、特に審美領域における歯髄保存処置では、酸化ビスマスが含まれていないMTAセメントの使用が望ましい〈POINT「MTAの歯冠変色にかかる考察」（p.59）を参照〉。同様に、ProRoot® MTAの操作性が不良であるという点[5]も懸念事項であるが、後発商品ではこの欠点を改善しているものが多い。MTA貼付後は湿綿球を置き、硬化確認も含めてリエントリーが必要と考えられていたが、湿綿球がなくとも十分に効果するという報告[11]から、直接覆髄と同日に最終修復が可能である。そのほか、水酸化カルシウム製剤と比較して、MTAの高い封鎖性、硬組織誘導・形成能、安定性、生体親和性といった基礎研究[5,12]も、臨床における材料選択に活かされることになるであろう。なお、MTAに関するアレルギーについて論文検索を行ったが、該当するものはなかった。

　治療には保険診療と自由診療があるが、術前に患者術者間で治療の説明と同意が明確になされる必要がある。

3）投票に際してのパネルのコメントなど

　RR＝1.25以上の場合、「明らかな利益」となるが、本CQでは、歯髄の温存についてはRR＝1.28であり、1.25を上回る数字であった。そのため、推奨を検討する際に、前向きに評価するコメントが多かった。

4）今後の研究について

　術前の臨床症状のほかに、歯髄の炎症状態を推測するには、露髄面の視認が唯一の手段である。露髄面からのサンプリングで炎症マーカーを確認するなど、チェアサイドにて簡便かつ迅速に行える検査法の開発が求められる。また、採用した研究は 2 つであり、それぞれの n 数も小さい。長期観察期間も含めて、エビデンスに関するデータ蓄積が必要である。今後より多くの研究報告が求められる。

5　構造化抄録

Capping carious exposures in adults: a randomized controlled trial investigating mineral trioxide aggregate versus calcium hydroxide.

Kundzina R, Stangvaltaite L, Eriksen HM, Kerosuo E

Int Endod J 2017; 50(10): 924-932.

■目　　　的 ：う蝕性露髄の永久歯臼歯において、直接覆髄材料としての MTA と従来の水酸化カルシウム製剤の有効性を比較する。

■研究デザイン：ランダム化比較試験

■研究施設　：多施設（ノルウェー北部の 3 つの公立の医院、リトアニアの 1 つの民間の医院）

■対　　　象 ：年齢 18 ～ 55 歳、近心にう蝕病変（一次う蝕あるいは二次う蝕）を有する第一大臼歯または第二大臼歯、疼痛の既往がない、あるいは可逆性歯髄炎、寒冷診または歯髄電気診にて陽性反応、エックス線画像にて 1/3 以上にう蝕病変があり、根尖が完成し、根尖周囲が正常（透過像や歯根膜腔の拡大がない）、アタッチメントロス 4 mm 以下、既往歴（妊娠を含む）がない、薬剤を服用していない（過去 1 ヵ月間に抗菌薬を服用していない）。直接覆髄は被験者 1 人につき 1 回のみとした。対象となる臼歯が複数ある場合は、病変が最も深いものを選択した。う蝕を完全に除去しても露髄しないもの、露髄の出血を 0.5％の次亜塩素酸ナトリウムを使用して 10 分以内にコントロールできないものは研究から除外した。

■介　　　入 ：MTA 群では、ホワイト MTA（ProRoot® MTA, Tulsa Dental Products, Tulsa, OK, USA）をメーカーの説明書に従って混和し、露髄部とその周囲歯質の上に 2 mm 以上の厚さで貼付した後、湿らせたコットンペレットを静置した。水酸化カルシウム製剤群では、Dycal®（Dentsply DeTrey GmbH, Konstanz, Germany）を露髄部に塗布し、硬化するまで静置した。

■評価項目　：〈1 次アウトカム〉歯髄の生存率（歯髄感受性検査に反応し、エックス線画像上、歯周組織に変化がみられない無症状の歯を生存と定義した）
　　　　　　　〈2 次アウトカム〉治療後 7 日間の疼痛

■結　　果※ ：臨床的成功とエックス線的成功の総合評価は、MTA 群で 84.6％（33 歯中 28 歯）、水酸化カルシウム製剤群では 51.5％（37 歯中 19 歯）であった。術後疼痛では、術後最初の 3 日間の疼痛評価を採用しており、MTA 群では 33 歯中 10 歯、水酸化カルシウム製剤群では 37 歯中 8 歯で、術後疼痛発現ありであった。

> ※本診療ガイドライン作成においては、12 ヵ月時点でのデータを扱い、成功は MTA 群で 33 歯中 30 歯、水酸化カルシウム製剤群で 37 歯中 26 歯とした。

■結　　　論 ：成人のう蝕性露髄の臼歯において、MTA は従来の水酸化カルシウム製剤よりも直接覆髄材として有効であった。

Success of direct pulp capping using mineral trioxide aggregate and calcium hydroxide in mature permanent molars with pulps exposed during carious tissue removal: 1-year follow-up.

Suhag K, Duhan J, Tewari S, Sangwan P

J Endod 2019; 45(7): 840-847.

■目　　的　：う蝕性の露髄と可逆性歯髄炎を有する歯において、水酸化カルシウム（CH）と MTA を用いた直接覆髄（DPC）の成功率および術後疼痛を比較する。

■研究デザイン：ランダム化比較試験

■研究施設　：インド、ハリヤナ州ロータクの Graduate Institute of Dental Sciences 保存・歯内療法科

■対　　象　：咬合面の象牙質 1/2 以上まで進行した深在性う蝕を有する下顎第一大臼歯および第二大臼歯で、エックス線検査で歯根が完成していることが確認され、可逆性歯髄炎と診断された 15 〜 40 歳の同意を得た 64 人の患者を本研究に組み入れた。寒冷診と歯髄電気診での陽性反応および露髄後の出血の有無により歯髄の生活を確認した。乳歯、切削後の露髄がない歯、不可逆性歯髄炎（自発痛）または歯髄壊死の歯、エックス線検査による根尖病変の存在、歯周病、破折歯、内部または外部吸収、石灰化した根管、修復不可能な歯、2.5％次亜塩素酸ナトリウムを使用して 10 分以内に制御できなかった歯髄出血、免疫不全または妊娠中の患者、全身性疾患のある患者、治療前 1 週間以内に抗菌薬および鎮痛薬の使用歴がある患者は研究から除外された。

■介　　入　：MTA 群では、ホワイト MTA（ProRoot® MTA, Tulsa Dental Products, Tulsa, OK, USA）を製造者の指示（水／粉末比 1：3）に従い混和し、滅菌したキャリアを用いて露出部位に塗布した。その後、滅菌生理食塩液に浸したコットンペレットを MTA の上に置き、窩洞を暫間修復材料（IRM）で仮封した。水酸化カルシウム製剤群では、水酸化カルシウム粉末（Prevest）と滅菌生理食塩液をメーカーの指示に従い混和し、露髄部に塗布した後、レジン添加型グラスアイオノマーセメントでライニングし、コンポジットレジン修復した。

■評価項目　：術後の知覚過敏、疼痛、圧痛、歯髄の生死およびエックス線検査（歯根膜腔の拡大と根尖部透過像）。

　　　　　　〈1 次アウトカム〉12 ヵ月後の成功率

　　　　　　〈2 次アウトカム〉術後 7 日間の痛みの強さ（VAS）

■結　　果[※]　：臨床的成功とエックス線的成功の総合評価は、12 ヵ月では MTA 群で 27 歯中 25 歯、水酸化カルシウム製剤群では 29 歯中 20 歯であった。術後 24 時間で疼痛の認められなかったものは、MTA 群で 50％、水酸化カルシウム製剤群で 39％であった。

> ※本診療ガイドライン作成においては、ITT 解析で脱落したデータを覆髄失敗として扱い、成功は MTA 群で 32 歯中 25 歯、水酸化カルシウム製剤群で 32 歯中 20 歯とした。また、術後疼痛については、本文より読み解くことのできた 24 時間後の発現結果を採用した。上記パーセントの数字から、対照群で 1 人脱落があったと考えられたため、術後疼痛の発現は MTA 群で 32 歯中 16 歯、水酸化カルシウム製剤群で 32 歯中 20 歯とした。

■結　　論　：MTA は、成功率と痛みの強さの両方で水酸化カルシウム製剤より優れていることが明らかとなった。

6　参考文献

1）Kundzina R, Stangvaltaite L, Eriksen HM, Kerosuo E. Capping carious exposures in adults: a randomized controlled trial investigating mineral trioxide aggregate versus calcium hydroxide. Int Endod J 2017; 50: 924-932.

2）Suhag K, Duhan J, Tewari S, Sangwan P. Success of direct pulp capping using mineral trioxide aggregate and calcium hydroxide in mature permanent molars with pulps exposed during carious tissue removal: 1-year follow-up. J Endod 2019; 45: 840-847.

3）European Society of Endodontology position statement. Management of deep caries and the exposed pulp. Int Endod J 2019; 52: 923-934.

4）AAE position statement on vital pulp therapy. J Endod 2021; 47: 1340-1344.

5）Parirokh M, Torabinejad M. Mineral trioxide aggregate: a comprehensive literature review--Part III: Clinical applications, drawbacks, and mechanism of action. J Endod 2010; 36: 400-413.

6）Marciano MA, Costa RM, Camilleri J, Mondelli RFL, Guimarães BM, Duarte MAH. Assessment of color stability of white mineral trioxide aggregate angelus and bismuth oxide in contact with tooth structure. J Endod 2014; 40: 1235-1240.

7）Kang SH, Shin YS, Lee HS, Kim SO, Shin Y, Jung IY, Song JS. Color changes of teeth after treatment with various mineral trioxide aggregate-based materials: an *ex vivo* study. J Endod 2015; 41: 737-741.

8）Parinyaprom N, Nirunsittirat A, Chuveera P, Na Lampang S, Srisuwan T, Sastraruji T, Bua-On P, Simprasert S, Khoipanich I, Sutharaphan T, Theppimarn S, Ue-Srichai N, Tangtrakooljaroen W, Chompu-Inwai P. Outcomes of Direct Pulp Capping by Using Either ProRoot Mineral Trioxide Aggregate or Biodentine in Permanent Teeth with Carious Pulp Exposure in 6- to 18-Year-Old Patients: A Randomized Controlled Trial. J Endod 2018; 44: 341-348.

9）Parirokh M, Torabinejad M, Dummer PMH. Mineral trioxide aggregate and other bioactive endodontic cements: an updated overview-part I: vital pulp therapy. Int Endod J 2018; 51: 177-205.

10）Bastawala DS, Kapoor S, Nathani P. A Comparison of Coronal Tooth Discoloration Elicited by Various Endodontic Reparative Materials MTA Plus, Bio MTA+, and Biodentine: An *Ex Vivo* Study. Int J Clin Pediatr Dent 2020; 13: 463-467.

11）Caronna V, Himel V, Yu Q, Zhang JF, Sabey K. Comparison of the surface hardness among 3 materials used in an experimental apexification model under moist and dry environments. J Endod 2014; 40: 986-989.

12）Torabinejad M, Parirokh M. Mineral trioxide aggregate: a comprehensive literature review--part II: leakage and biocompatibility investigations. J Endod 2010; 36: 190-202.

13）Bjørndal L, Reit C, Bruun G, Markvart M, Kjaeldgaard M, Näsman P, Thordrup M, Dige I, Nyvad B, Fransson H, Lager A, Ericson D, Petersson K, Olsson J, Santimano EM, Wennström A, Winkel P, Gluud C. Treatment of deep caries lesions in adults: randomized clinical trials comparing stepwise vs. direct complete excavation, and direct pulp capping vs. partial pulpotomy. Eur J Oral Sci 2010; 118: 290-297.

14）Brizuela C, Ormeño A, Cabrera C, Cabezas R, Silva CI, Ramírez V, Mercade M. Direct pulp Capping with Calcium Hydroxide, Mineral Trioxide Aggregate, and Biodentine in Permanent Young Teeth with Caries: A Randomized Clinical Trial. J Endod 2017; 43: 1776-1780.

15）Barthel CR, Rosenkranz B, Leuenberg A, Roulet JF. Pulp capping of carious exposures: treatment outcome after 5 and 10 years: a retrospective study. J Endod 2000; 26: 525-528.

16）Çalışkan MK, Güneri P. Prognostic factors in direct pulp capping with mineral trioxide aggregate or calcium hydroxide: 2-to 6-year follow-up. Clin Oral Investig 2017; 21: 357-367.

17）Cho SY, Seo DG, Lee SJ, Lee J, Lee SJ, Jung IY. Prognostic factors for clinical outcomes according to time after direct pulp capping. J Endod 2013; 39: 327-331.

18）Mente J, Leo M, Panagidis D, Saure D, Pfefferle T. Treatment outcome of mineral trioxide aggregate: repair of root perforations-long-term results. J Endod 2014; 40: 790-796.

CQ 4　感染歯質除去後の露髄した永久歯に断髄する場合、MTA と水酸化カルシウム製剤のいずれを使用すべきか

【推奨】

感染歯質除去後の露髄した永久歯に断髄する場合、水酸化カルシウム製剤よりも MTA を断髄面に使用することを推奨する。

推奨の強さ：弱い推奨※／エビデンスの確実性：中*

※ パネル（18 人）の投票結果：弱い推奨 16 人、強い推奨 2 人
〈患歯が根未完成か根完成かについて考察した結果は「参考資料」（p.48）を参照〉

1　採用した研究論文の概要

1）El-Meligy ら（エジプト，2006）の研究[1]の概要〈研究の詳細は「5. 構造化抄録」（p.53）を参照〉

　断髄が必要な外傷またはう蝕を有する全身疾患のない患者（6 〜 12 歳）の幼若永久歯 30 歯に対して、MTA を用いた介入群 15 歯（う蝕による断髄は 13 歯）と、水酸化カルシウム製剤を用いた対照群 15 歯（う蝕による断髄は 13 歯）をランダムに割り付けた。う蝕除去後に露髄し、断髄を行った症例において、臨床的成功およびエックス線的成功の総合評価は、12 ヵ月では、MTA を用いた介入群で 13 歯中 13 歯、水酸化カルシウム製剤を用いた対照群では 13 歯中 11 歯であった。

2）Qudeimat ら（ヨルダン，2007）の研究[2]の概要〈研究の詳細は「5. 構造化抄録」（p.53）を参照〉

　う蝕により露髄した第一大臼歯を有する患者（6.8 〜 13.3 歳）の 64 歯に対して、MTA を用いた介入群 32 歯と、水酸化カルシウム製剤を用いた対照群 32 歯をランダムに割り付けて断髄を行った。臨床的成功とエックス線的成功の総合評価は、12 ヵ月では、MTA を用いた介入群で 32 歯中 28 歯、水酸化カルシウム製剤を用いた対照群では 32 歯中 22 歯であった。

3）Chailertvanitkul ら（タイ，2014）の研究[3]の概要〈研究の詳細は「5. 構造化抄録」（p.54）を参照〉

　咬合面う蝕により露髄した根未完成歯を有する患者（7 〜 10 歳）の 84 歯に対して、MTA を用いた介入群 44 歯と、水酸化カルシウム製剤を用いた対照群 40 歯をランダムに割り付けて断髄を行った。臨床的成功とエックス線的成功の総合評価は、12 ヵ月では、MTA を用いた介入群で 44 歯中 41 歯、水酸化カルシウム製剤を用いた対照群では 40 歯中 37 歯であった。

4）Kumar ら（インド，2016）の研究[4]の概要〈研究の詳細は「5. 構造化抄録」（p.55）を参照〉

　歯根の完成した下顎大臼歯で咬合面う蝕を有する患者（14 〜 32 歳）の 54 歯に対して、MTA を用いた介入群 19 歯と、水酸化カルシウム製剤を用いた対照群 18 歯をランダムに割り付けて断髄を行った。臨床的成功とエックス線的成功の総合評価は、12 ヵ月では、MTA を用いた介入群で 19 歯中 8 歯、水酸化カルシウム製剤を用いた対照群では 18 歯中 6 歯であった。

5）Özgür ら（トルコ，2017）の研究[5]の概要〈研究の詳細は「5. 構造化抄録」（p.56）を参照〉

　根未完成の大臼歯で深在性咬合面う蝕を有する患者（6 〜 13 歳）の 80 歯に対して、MTA を用いた介入群 40 歯と、水酸化カルシウム製剤を用いた対照群 40 歯をランダムに割り付けて断髄を行った。臨床的成功とエックス線的成

---

* エビデンスの確実性と定義
　・中（Moderate）：効果推定値に対し中等度の確信がある。つまり、真の効果は効果推定値に近いと考えられるが、大きく異なる可能性も否めない。
〈その他の定義の解説は、p.18 脚注を参照〉

功の総合評価は、12 ヵ月では、MTA を用いた介入群で 40 歯中 39 歯、水酸化カルシウム製剤を用いた対照群では 40 歯中 38 歯であった。

6）Taha ら（ヨルダン，2017）の研究[6]の概要〈研究の詳細は「5. 構造化抄録」（p.57）を参照〉

　根完成で症状のある深在性う蝕を有する患者（20 歳以上）の大臼歯 50 歯に対して、MTA を用いた介入群 27 歯と、水酸化カルシウム製剤を用いた対照群 23 歯をランダムに割り付けて断髄を行った。臨床的成功とエックス線的成功の総合評価は、12 ヵ月では、MTA を用いた介入群で 27 歯中 20 歯、水酸化カルシウム製剤を用いた対照群では 23 歯中 11 歯であった。

2　複数の論文データを統合しエビデンスの確実性を得る

1）採用された論文のデータの統合

　El-Meligy らの研究〈「5. 構造化抄録」（p.53）を参照〉では、外傷およびう蝕により露髄をきたした歯に対して断髄を行っているが、その内訳は、外傷歯 4 歯（中切歯）、う蝕歯 26 歯（小臼歯 2 歯、第一大臼歯 24 歯）であった。本 CQ では、う蝕による露髄で断髄を行ったものを対象としているため、外傷歯 4 歯を除外して、他の研究とのデータ統合を行うこととした。Kumar らは研究中で ITT 解析〈p.27 脚注を参照〉を実施しており、提示されているデータをそのまま統合した。また、データを統合し解析する際には、脱落者も母数に入れる ITT 解析とし、各アウトカムの結果が高く見積もられないよう配慮した。

　なお、術後疼痛については各研究でフォローアップ時（長期）にて述べられており、処置後 1 週間など短期に関する客観的評価を抽出することができなかった。そのため、p.16 で設定した「術後疼痛の発現（短期）」のアウトカムについては記載を省略した。併せて、「アレルギー（害）」や「歯の変色（害）」についても RCT 研究がなく、アウトカムとして結果を記載できないため、省略した。

2）フォレストプロットとバイアスのリスク（RoB）

アウトカム：歯髄の温存（12ヵ月）

Study or Subgroup	[介入] MTA Events	Total	[対照] 水酸化カルシウム製剤 Events	Total	Weight	Risk Ratio IV, Random, 95% CI
El-Meligy（2006）	13	13	11	13	9.1%	1.17 [0.90, 1.53]
Qudeimat（2007）	28	32	22	32	8.8%	1.27 [0.97, 1.66]
Chailertvanitkul（2014）	41	44	37	40	32.1%	1.01 [0.89, 1.13]
Kumar（2016）	8	19	6	18	1.0%	1.26 [0.55, 2.92]
Özgür（2017）	39	40	38	40	46.1%	1.03 [0.94, 1.12]
Taha（2017）	20	27	11	23	2.9%	1.55 [0.96, 2.51]
Total (95% CI)		175		166	100.0%	1.07 [0.98, 1.16]
Total events	149		125			

Heterogeneity : Tau^2 = 0.00 ; Chi^2 = 6.09, df = 5 (P = 0.30) ; I^2 = 18%
Test for overall effect : Z = 1.53 (P = 0.13)
Test for subgroup differences : Not applicable

Risk Ratio IV, Random, 95% CI
水酸化カルシウム製剤　　MTA
RR=1.07

Risk of Bias
A B C D E F G

相対効果（Risk Ratio：RR）は1.07で1.00の線を超えているので、「歯髄の温存（12ヵ月）」は、介入（MTA）が優位な傾向。

Risk of Bias の項目 A〜Gについて、低リスクなら「緑」、高リスクなら「赤」、リスクの判定が不可能あるいは不確かな場合は「黄」とした。

A （割り付けの生成法）：El-Meligy の研究では、対象者はランダムに割り付けたと記載されているが、具体的な方法が記載されていないため、「黄」とした。

B （割り付けの隠蔽）：El-Meligy の研究では、対象者はランダムに割り付けたと記載されているが、具体的な方法が記載されていないため、「黄」とした。

C （参加者と研究関係者の盲検化）：参加者には、介入群か対照群かを予測できないように配慮されている。一方、研究者（術者）は、材料の外観・性状により介入群か対照群かを予測することが可能であるが、効果推定値に及ぼす影響は少ないと判断し、「緑」とした。

D （アウトカム評価者の盲検化）：Qudeimat、Kumar、Taha の研究では、臨床症状のアウトカム評価者について盲検化の記載がなかったため、「黄」とした。

E （不完全なアウトカムデータ）：脱落率は 20%以下であり、効果推定値に影響を与えていないと判断し、「緑」とした。

F （選択的アウトカム報告）：研究実施前に指定されたアウトカムのすべてが報告されており、「緑」とした。

G （その他のバイアス）：スポンサーからの材料提供や資金援助などが、アウトカムの評価に影響を与えたかどうかは不明であるため、「黄」とした。

【参考資料】ここで、根未完成歯（4 研究）と根完成歯（2 研究）を分けてフォレストプロットを作成したところ、下図のように MTA が優位な傾向にあった。

アウトカム：歯髄の温存（12 ヵ月）※根未完成歯の 4 研究

Study or Subgroup	[介入] MTA Events	Total	[対照] 水酸化カルシウム製剤 Events	Total	Weight	Risk Ratio IV, Random, 95% CI
El-Meligy（2006）	13	13	11	13	7.5%	1.17 [0.90, 1.53]
Qudeimat（2007）	28	32	22	32	7.3%	1.27 [0.97, 1.66]
Chailertvanitkul（2014）	41	44	37	40	32.1%	1.01 [0.89, 1.13]
Özgür（2017）	39	40	38	40	53.1%	1.03 [0.94, 1.12]
Total (95% CI)		129		125	100.0%	1.05 [0.97, 1.13]
Total events	121		108			

Heterogeneity : Tau^2 = 0.00 ; Chi^2 = 3.35, df = 3 (P = 0.34) ; I^2 = 10%
Test for overall effect : Z = 1.22 (P = 0.22)
Test for subgroup differences : Not applicable

Risk Ratio IV, Random, 95% CI　RR=1.05　水酸化カルシウム製剤　MTA
Risk of Bias　A B C D E F G

RRは1.05で1.00の線を超えているので、「歯髄の温存（12ヵ月）※根未完成歯の 4 研究」は、介入（MTA）が優位な傾向。

アウトカム：歯髄の温存（12 ヵ月）※根完成歯の 2 研究

Study or Subgroup	[介入] MTA Events	Total	[対照] 水酸化カルシウム製剤 Events	Total	Weight	Risk Ratio IV, Random, 95% CI
Kumar（2016）	8	19	6	18	24.8%	1.26 [0.55, 2.92]
Taha（2017）	20	27	11	23	75.2%	1.55 [0.96, 2.51]
Total (95% CI)		46		41	100.0%	1.47 [0.97, 2.24]
Total events	28		17			

Heterogeneity : Tau^2 = 0.00 ; Chi^2 = 0.17, df = 1 (P = 0.68) ; I^2 = 0 %
Test for overall effect : Z = 1.82 (P = 0.07)
Test for subgroup differences : Not applicable

Risk Ratio IV, Random, 95% CI　RR=1.47　水酸化カルシウム製剤　MTA
Risk of Bias　A B C D E F G

RRは1.47で1.00の線を超えているので、「歯髄の温存（12ヵ月）※根完成歯の 2 研究」は、介入（MTA）が優位な傾向。

COLUMN

どのように保存できる歯髄を診断するか－歯髄診断の難しさ－

　本診療ガイドラインで示すように、う蝕による露髄、不可逆性歯髄炎と診断された歯に対しても、MTA を用いた直接覆髄あるいは断髄による歯根歯髄の保存が可能となってきている。では、どこまで歯髄を除去すればよいのだろうか。臨床での意思決定に際して、歯髄の診断には不確実性があり、これには以下のような要因が考えられる。

〈術　前〉（1）歯髄の生検は不可であるため、病理確定診断ができない。
　　　　　（2）露髄していない場合には、象牙質に囲まれている歯髄を直視することができない。
　　　　　（3）診査の多くが患者の痛みに依存しており、客観的評価が難しい。
〈露髄後〉（1）う蝕検知液のような可視化マーカーがなく、歯髄の見極めの判断が難しい。
　　　　　（2）（1）により、保存できる歯髄の判断は、術者の経験に頼らざるをえない部分がある。

　現実的には、露髄した時点で歯髄の保存可否、除去範囲を視診で判定することになるが、ヨーロッパ歯内療法学会やアメリカ歯内療法学会のポジションステートメントにおいては、露髄面をマイクロスコープで観察することが、歯髄診断に有用であるとの考えが提唱されている。その際、歯髄の色、血流状態、歯髄組織の連続性や止血の程度などが指標となると考えられる。本診療ガイドライン CQ 3 および 4 における採用論文には、マイクロスコープ使用について記載がないものも含まれており、成功率については、そのことが影響を及ぼした可能性もある。

　今後、歯髄診断にかかる課題を解決するには、客観的検査法の確立が急務である。現在、歯髄の活性すなわち血流動態を検出するものとして、レーザードップラー流量測定など非接触性、非放射線性の検査法の開発が行われている。しかし、高齢者の加齢に伴う歯髄腔狭窄、血管の減少への対応などクリアすべきポイントが残されている。また、歯髄の炎症状態を検出するものとして、歯髄炎に関与する TNF-α、インターロイキンおよびタンパク分解酵素などの炎症性メディエーター（バイオマーカー）の検索や閾値の特定についての幅広い研究が進められている。これは、露髄前の象牙細管内液、露髄後の歯髄からの血液、滲出液を用いたチェアサイドで実施可能な歯髄生検につながるため、さらなる研究の進展が期待される。

3）エビデンスプロファイル

	確実性の評価					効果				エビデンスの確実性	全体的なエビデンスの確実性
研究数	研究デザイン	RoB	非一貫性	非直接性	不精確さ	その他の要因	[介入]MTA	[対照]水酸化カルシウム製剤	相対効果（RR）(CI：95%信頼区間)	絶対効果(CI：95%信頼区間)		
アウトカム：歯髄の温存（12ヵ月）[重大]											中
6	ランダム化比較試験	深刻でない	深刻でない	深刻でない	深刻	なし	149/175 85.1%	125/166 75.3%	RR 1.07（0.98〜1.16）	7/100（0/100〜14/100）	中	

RoB（Risk of Bias）：1件の研究において「黄」は2個、3件の研究において「黄」は1個で、その他は「緑」である。よって、RoBは「深刻でない」と判定した。

一貫性：研究間のばらつきを示すI^2は18%＜40%であり、6つの研究間で信頼区間は重なっており、点推定値に大きな違いはないため、「深刻でない」と判断した。

直接性：臨床症状およびデンタルエックス線画像から歯髄の状態を評価しているので、直接性に問題はないと判断した。

精確性：

◎アウトカム：歯髄の温存（12ヵ月）

①臨床決断

絶対効果の95%信頼区間（0/100〜14/100）は0をまたぎ、臨床決断の閾値の設定は難しい。よって、信頼区間の境界が示す最も悲観的な効果（断髄にMTAを使用した場合、100う蝕あたり歯髄が温存できる歯が0本）が真実であったとしても、臨床決断ができるかを自問した。その結果、臨床決断はできないことになり、「不精確さ」は「深刻」と評価した。

②最適情報量（OIS）

評価の第1段階（上記①）で不精確さは「深刻」と判定されたので、最適情報量（OIS）の評価はしない。

その他の要因の検討：エビデンスの確実性に影響する問題はないと判断した。

絶対効果：

◎アウトカム：歯髄の温存（12ヵ月）

絶対効果（95%信頼区間）は7/100（0/100〜14/100）である。よって、介入（MTAによる断髄）により「歯髄が温存」できる歯は100本あたり0〜14本の「増」である。

［重大］なアウトカムに対する全体的なエビデンスの確実性：

［重大］なアウトカム「歯髄の温存（12ヵ月）」に対して採用された6論文のデータを統合し、RoBなど5項目についてエビデンスの確実性を評価した。その結果、「不精確さ」についてはガイドラインパネルが「深刻」と判断し、確実性は「中」に1段階グレードを下げたが、その他の4項目については深刻な問題はなかった。よって、［重大］なアウトカム「歯髄を保存できる」に対するエビデンスの確実性は「中」であり、「全体的なエビデンスの確実性」も「中」である。

3　エビデンスから推奨へ

［EtD テーブル］

								判断の理由・根拠など
A この問題は優先事項か								感染歯質除去後に露髄した永久歯の断髄に対しては、近年、新規材料である MTA が使用される機会が増加している。
	いいえ	多分いいえ	－	多分はい	はい	さまざまである	わからない	
		(1/19)		(5/19)	(13/19)			
B 予期される望ましい効果はどれほどか								相対効果：1.07（95% CI：0.98 ～ 1.16） 絶対効果：7/100（95% CI：0/100 ～ 14/100） 予期される望ましい効果は、パネルの中でばらついた。
	わずか	小さい	－	中くらい	大きい	さまざまである	わからない	
	(2/17)	(10/17)		(4/17)	(1/17)			
C 予期される望ましくない効果（害）はどれほどか								予期される望ましくない効果（歯の変色）は、パネルの中でばらついた。パネルの 95% が「小さい」もしくは「わずか」、5% が「さまざまである」と判断した。
	大きい	中くらい	－	小さい	わずか	さまざまである	わからない	
				(4/19)	(14/19)	(1/19)		
D 全体的なエビデンスの確実性は								［重大］なアウトカムは「歯髄の温存（12ヵ月）」だけであり、そのエビデンスの確実性は「中」。よって、全体的なエビデンスの確実性は「中」である。
	非常に低	低	－	中	高			
				●				
E「利益」と「害」のバランスは								歯の変色に影響しない MTA を考慮した。パネルの 76% が、利益が「十分大きい」もしくは「大きい」、24% のパネルが「拮抗」と判断した。
	害≫利益	害＞利益	害／利益 拮抗	害＜利益	害≪利益	さまざまである	わからない	
			(4/17)	(8/17)	(5/17)			
F 人々（患者）の価値観や意向のばらつきは								患者の負担する費用については除外した。患者の価値観や意向は、パネルの 18% が「多分大きい」、82% が「多分小さい」もしくは「小さい」と判断した〈「4.考察」を参照〉。
	大きい	多分大きい	－	多分小さい	小さい			
		(3/17)		(7/17)	(7/17)			
G コストパフォーマンスは良いか								歯の変色に影響しない MTA を考慮した。コストパフォーマンスは、パネルの 5% が「悪い」、5% のパネルが「多分良い」、89% のパネルが「さまざまである」を選択した〈「4.考察」を参照〉。
	悪い	多分悪い	－	多分良い	良い	さまざまである	わからない	
	(1/19)			(1/19)		(17/19)		
H この介入は重要な利害関係者にとって許容できるか								歯の変色に影響しない MTA を考慮した。パネルは、重要な利害関係者（患者、歯科医師、企業、公的機関など）がこの介入を「多分許容できない」（6%）、「多分許容できる」（6%）、「さまざまである」（88%）と判断した。
	いいえ	多分いいえ	－	多分はい	はい	さまざまである	わからない	
		(1/17)		(1/17)		(15/17)		
I この介入は実行可能か								5% のパネルは「多分実行不可能」、89% のパネルが「多分実行可能」または「実行可能」、5% のパネルが「さまざまである」を選択した〈「4.考察」を参照〉。
	いいえ	多分いいえ	－	多分はい	はい	さまざまである	わからない	
		(1/19)		(10/19)	(7/19)	(1/19)		

※（　）内はパネルの投票結果を示す。なお、パネルは 19 人だが、投票時にスケジュールの都合で 17 人にて投票を行っている項目がある。

［結論］

推奨のタイプ	強い推奨反対	弱い推奨反対	条件付きの推奨	弱い推奨	強い推奨
	しないことを推奨する	しないことを提案する		提案する	推奨する
	○（　　）	○（　　）	○（　　）	●（16/18）	○（2/18）

（　）：パネルの投票結果

推奨事項	感染歯質除去後の露髄した永久歯に断髄する場合、MTA の使用を提案する。 （エビデンスの確実性「中」）

【推奨の根拠・正当性】

推奨を決める主要 4 項目（D、E、F、G）に対するパネルの投票結果は、以下のとおりであった。

　D 全体的なエビデンスの確実性：「中」

　E「利益」と「害」のバランス：76% のパネル（13/17 人）が「利益が大きい」あるいは「利益が十分大きい」とした。

　F 人々（患者）の価値観や意向のばらつき：82% のパネル（14/17 人）が「多分小さい」あるいは「小さい」とした。

　G コストパフォーマンス：89% のパネル（17/19 人）が「さまざまである」とした。

推奨を決める主要 4 項目のうち、3 項目を参考にし、88.9% のパネル（16/18 人）が「提案する（弱い推奨）」に投票したため、75% ルール〈第 1 部「6.診療ガイドラインの作成法／合意の形成」(p.3) を参照〉に従い、「提案する（弱い推奨）」と決定した。

1）本診療ガイドラインの有用性と限界

　従来の断髄（部分断髄、全部断髄、生活歯髄切断法）の適応症は、若年者の根未完成歯とされているが、今回の CQ は根完成歯も含めてう蝕除去中の露髄を対象としている。これは、う蝕除去後に直接覆髄を試みたものの歯髄からの出血が強い場合を想定しており、臨床上起こりうる事案である。

　網羅的検索から選ばれた研究[1-6]において、介入群として使用されている MTA はすべて ProRoot® MTA（グレーおよびホワイト）であった。そのため、フォレストプロットやエビデンスプロファイルに示される結果は、ProRoot® MTA と水酸化カルシウム製剤を比較したものである。6 つの研究から導き出された 12 ヵ月後の断髄の成功率は、46 〜 100％とかなりばらつきがあった。

　一方で、EtD 表では他の MTA 製品や日本の診療環境を踏まえる必要があるため、歯の変色に影響のない MTA 製品やその材料費・治療費などを考慮した。具体的には、術者にとっての材料費や治療費（自由診療・保険診療）については［G コストパフォーマンスは良いか］にて、治療費を負担する患者や行政、歯科メーカーの立場については［H この介入は重要な利害関係者にとって許容できるか］にて考察した。そのため、推奨文は採用された 6 つの研究に基づいて得られた情報のみで導き出されたものではなく、日本の診療環境を加味して作成されたものとなっている。

　MTA を用いた断髄は、わが国の薬機法では適応の範囲内である。保険適用の MTA が販売されているが、保険診療（断髄 233 点、別途麻酔に用いた薬剤にかかる薬剤料の算定）で行うのか自由診療で行うのかについては、一様に扱うことができない。そのため、［G コストパフォーマンスは良いか］や［H この介入は重要な利害関係者にとって許容できるか］については評価することができなかった。これにより、EtD テーブルではいずれの項目も「さまざまである」という投票結果となった。

　また、断髄を行うにあたって、患者の年齢と使用する歯科材料による成功率について述べることは難しい。採用された研究において、6 研究中 4 研究では患者年齢が 13 歳以下[1-3,5]であり、一方の研究では 14 〜 32 歳[4]、もう一方の研究では 20 歳以上[6]と、さまざまな歯根完成の度合いの症例が含まれている。本診療ガイドラインでは、MTA と水酸化カルシウム製剤のいずれが有効かを考察しており、断髄の選択そのものの有効性を評価しているわけではないが、組織学的な点から患者の年齢は治療の成功に影響を与える交絡因子となりうる。

　なお、根未完成歯の 4 つの研究[1-3,5]と根完成歯の 2 つの研究[4,6]を分けてフォレストプロットを作成したところ、根完成歯症例で MTA による断髄の治療成績がより望ましいものとなっていた〈「2. 複数の論文データを統合しエビデンスの確実性を得る／参考資料」（p.48）を参照〉。各研究で処置後の歯冠側の修復方法が異なる点や、n 数が少ない点で結果に差が出ていると想像されるが、いずれにしても歯根の完成状況にかかわらず、断髄時に MTA が推奨される結果であった。

　採用された研究では 12 ヵ月後を中心に、最長 24 ヵ月後の経過で評価を行っている。本診療ガイドラインでは、観察期間を揃えるため、12 ヵ月後の結果を統合して考察した。実際の臨床では、より長期に及ぶ歯髄と歯の保存を評価しなくてはならないため、その後の歯冠側の封鎖性や適切な修復処置はきわめて重要である。

2）実施における注意・検討事項

　治療を拡大視野下にて行うことで、露髄面におけるデブリの様子や歯髄の様子を詳細に観察することができる。そのため、手術用顕微鏡の使用が望ましい[7,8]。ProRoot® MTA にはエックス線造影性を得るため酸化ビスマスが含まれているが、これにより歯の変色をきたすことが報告[9-13]されており、断髄に使用した場合、術後に審美障害となるおそれがある。そのため、特に審美領域における歯髄保存処置では酸化ビスマスが含まれていない MTA セメントの使用が望ましい〈POINT「MTA の歯冠変色にかかる考察」（p.59）を参照〉。MTA の操作性不良[9]や貼付後の湿綿球の使用有無[14]は、後発商品や研究考察で改善されており、高い封鎖性、硬組織誘導・形成能、安定性、生体親和性といった基礎研究[9,15]も、臨床における材料選択に活かされることになるであろう。なお、MTA に関するアレルギーについて論文検索を行ったが、該当するものはなかった。

　治療には保険診療と自由診療があるが、術前に患者術者間で治療の説明と同意が明確になされる必要がある。

3）投票に際してのパネルのコメントなど
　本 CQ では RR ＝ 1.07 であり、1.25 を下回る数字であったため、望ましい効果が低かったとするコメントが多かった。

4）今後の研究について
　断髄の際、どこまで歯髄を除去するかは臨床的なカットオフポイントを明確に提示することが難しい。歯髄の炎症状態、感染状態を把握できるようなチェアサイドでの検査法の確立が求められる。また、採用した研究の n 数は小さく、長期観察期間でのエビデンスに関しては、さらなるデータ蓄積が必要である。今後より多くの研究報告が求められる。

COLUMN

ProRoot® MTA －薬機法の適応と保険適用－

● ProRoot® MTA は部分断髄および断髄でも適応か？
　わが国において、ProRoot® MTA は直接覆髄への適応として 2007 年に薬事（当時は薬事法）の認可が下りている。歯髄保護という意味では、直接覆髄と部分断髄、そして断髄の境界は曖昧であるが、部分断髄や全部断髄の場合も ProRoot® MTA は認められるのだろうか。両学会から厚生労働省へ「直接覆髄に使用する材料を断髄にも適応できると解釈できるのではないか」と質問したところ、以下の回答が得られた。

　　ProRoot® MTA 及びダイカルの「使用目的又は効果」は「本材は露髄を封鎖するのに用いる直接覆髄材で、歯髄を保護する」である。適応とされている「直接覆髄」はう蝕等で歯質が一部欠損し露髄した箇所を埋めるものであり、感染象牙質除去等の露髄も含まれる。
　　「断髄」は露髄が大きくなり、歯の感染部位を除去するものであり、除去後に「直接覆髄」と同様に露髄箇所を埋めるものである。上記のことから、「断髄」に対して使用することも「露髄を封鎖するのに用いる直接覆髄材で、歯髄を保護する」の範囲に含まれるものである、と考えられ、適応内と考えられる。
　　また、「歯科用医療機器の生物学的安全性評価の基本的考え方」において、歯髄への影響を評価するための使用模擬試験である覆髄試験は断髄試験としても使用できるとされていることからも、適応の範囲として使用できるものと考えられる。
（回答日：2022 年 11 月 7 日）

　つまり、ProRoot® MTA は、歯髄を保護するという目的において露髄を封鎖する材料であり、部分断髄や断髄においても適応となる、という解釈である。

● ProRoot® MTA は保険適用となるか？
　薬機法で承認された覆髄材は保険適用では A1（包括別定）という分類になり、保険適用希望書の提出が不要となるため、薬機法で承認された時点で保険適用となる。ProRoot® MTA は、2007 年に当時の薬事法で歯科用覆髄材としての認可が下りている。つまり、ProRoot® MTA は直接覆髄、部分断髄、断髄において露髄を封鎖する材料として保険適用の材料であるが、特定保険医療材料ではないので材料費加算の点数はない（材料代は覆髄の保険点数に含まれている）ということになる。

●他の材料も同様に保険適用か？
　本診療ガイドラインの検索で採用された Randomized Control Trial 論文は、ProRoot® MTA を対象としたものだけであったが、近年では組成に変化を加え、硬化時間の調整や操作性の向上、そして歯の変色を起こさない造影剤を使用するなど、さまざまな商品が発売されている。薬機法で承認を受けた歯科用覆髄材の中には、保険適用を希望しない旨の申し出をし、保険適用となっていない覆髄材もあるので、詳細は各メーカーに問い合わせをお願いしたい。

Comparison of mineral trioxide aggregate and calcium hydroxide as pulpotomy agents in young permanent teeth (apexogenesis).

El-Meligy OAS, Avery, DR

Pediatr Dent 2006; 28(5): 399-404.

■目　　的　：幼若永久歯における断髄（アペキソゲネーシス）材料としての MTA と水酸化カルシウム製剤を臨床的およびエックス線的に比較する。

■研究デザイン：ランダム化比較試験

■研究施設　：アレクサンドリア大学（エジプト）小児歯科

■対　　象　：断髄（アペキソゲネーシス）が必要な外傷またはう蝕を有する、全身疾患のない患者（6 〜 12 歳）の幼若永久歯 30 歯（外傷歯 4 本〈中切歯〉、う蝕歯 26 本〈小臼歯 2 本、第一大臼歯 24 本〉）を対象に行われた。対象歯は以下の条件を満たしていた。
①根未完成であり、根部歯髄は健全と推測される
②修復可能である
③自発痛、打診痛、動揺、歯肉腫脹、瘻孔などの全部性歯髄炎や根尖性歯周炎を疑う臨床所見を認めない
④エックス線画像で、根尖性歯周炎や分岐部病変、内部吸収、外部吸収、歯髄の石灰化、アンキローシスを認めない
MTA 群に 15 本（う蝕歯 13 本、外傷歯 2 本）、水酸化カルシウム製剤群に 15 本（う蝕歯 13 本、外傷歯 2 本）をランダムに割り付けた。

■介　　入　：MTA 群では、MTA 粉末（ProRoot® MTA, Tulsa Dental Products, Tulsa, OK, USA）を製造元の指示に従って滅菌水と混合し、歯髄の切断面に塗布、湿らせた綿球で圧接した。水酸化カルシウム製剤群では、水酸化カルシウム粉末を生理食塩液と混合し、歯髄切断面に 1 〜 2 mm の厚さで塗布した。両群ともに、前歯はコンポジットレジン、臼歯はアマルガムで最終修復を行った。

■評価項目　：痛み、腫脹、瘻孔などの臨床症状の有無。エックス線画像における歯髄狭窄、歯根膜腔の拡大、根尖部透過像、内部／外部吸収の有無

■結　　果※　：12 ヵ月での臨床的成功とエックス線的成功の総合評価は、MTA 群で 100%（う蝕歯と外傷歯の合算）、水酸化カルシウム製剤群では 87%（う蝕歯と外傷歯の合算）であった。

> ※本診療ガイドライン作成においては、ITT 解析で脱落したデータを失敗として扱い、う蝕歯について、成功は MTA 群で 13 歯中 13 歯、水酸化カルシウム製剤群で 13 歯中 11 歯とした。

■結　　論　：MTA は、幼若永久歯の断髄（アペキソゲネーシス）材料として臨床的およびエックス線画像で成功を示しており、水酸化カルシウム製剤の適切な代替品である。

Calcium hydroxide vs mineral trioxide aggregates for partial pulpotomy of permanent molars with deep caries.

Qudeimat MA, Barrieshi-Nusair KM, Owais AI

Eur Arch Paediatr Dent 2007; 8(2): 99-104.

■目　　的　：MTA と水酸化カルシウム製剤を用いて、大臼歯に部分断髄を行った際の臨床的成功率を前向きに比較する。

■研究デザイン：ランダム化比較試験

■研究施設　：ヨルダン科学技術大学（ヨルダン）

■対　　　象　：う蝕により露髄した修復可能な第一大臼歯を有する健康な患者（6.8 ～ 13.3 歳）の 64 歯を対象に行われた。コンピュータソフトを用いて、無作為に割り付けた。なお、以下の場合は除外された。
①処置の既往がある
②自発痛または持続痛を有する
③歯肉腫脹、打診や触診による痛み、病的な動揺がある
④エックス線画像で病変が認められる（内部／外部吸収、根尖部、分岐部の透過像、歯根膜腔の拡大）
⑤歯髄診で正常な反応が得られない、歯髄の止血が困難である

■介　　　入　：MTA 群では、グレー MTA（ProRoot® MTA, Dentsply Tulsa Dental, Tulsa, OK, USA）を製造元の指示に従って練和し、スプーンエキスカベーターとプラスチックインスツルメントを用いて歯髄の切断面に貼薬した。水酸化カルシウム製剤群は、非硬化型水酸化カルシウムペースト（Hypocal, Ellman International Inc, Hewlett, NY, USA）を歯髄の切断面に貼薬後、水酸化カルシウム製剤（Dycal®, Dentsply, USA）で被覆した。両群ともに 2 種類の光硬化型グラスアイオノマーセメント（Vitrebond, 3M ESPE, MS, USA）（GC Corp, Tokyo, Japan）を充塡後、アマルガム（Amalgam48, TNMC Medical Devices Ltd, Guildford, UK）またはプレフォームドメタルクラウン（3M ESPE, MS, USA）で最終修復を行った。

■評価項目　：持続的な疼痛、歯肉腫脹、瘻孔、打診痛などの臨床症状の有無。エックス線画像における根尖部、分岐部の透過像、歯根吸収、歯根の成長の有無

■結　　果※　：臨床的成功とエックス線的成功の総合評価は、12 ヵ月では、MTA 群で 100％、水酸化カルシウム製剤群では 91％であった。

> ※本診療ガイドライン作成においては、ITT 解析で脱落したデータを失敗として扱い、成功は MTA 群で 32 歯中 28 歯、水酸化カルシウム製剤群で 32 歯中 22 歯とした。

■結　　　論　：MTA は、う蝕により露髄した大臼歯の部分断髄に用いる断髄材料として、水酸化カルシウム製剤と同等の臨床的成功率を示した。

Randomized control trial comparing calcium hydroxide and mineral trioxide aggregate for partial pulpotomies in cariously exposed pulps of permanent molars.

Chailertvanitkul P, Paphangkorakit J, Sooksantisakoonchai N, Pumas N, Pairojamornyoot W, Leela-Apiradee N, Abbott PV
Int Endod J 2014; 47(9): 835-842.

■目　　　的　：う蝕により露髄した根未完成大臼歯の部分断髄に、MTA と水酸化カルシウム製剤を使用した場合の治療結果を比較する。

■研究デザイン：ランダム化比較試験

■研究施設　：コーンケーン大学（タイ）

■対　　　象　：咬合面う蝕で露髄した可逆性歯髄炎の歯を有する医学的問題のないボランティア（7 ～ 10 歳）の 84 歯を対象に行われた。これらの歯に歯科的治療歴はなく、対象歯は以下の条件を満たしていた。
①自発痛がない
②歯髄電気診（Analytic Technology Corp, Redmond, WA, USA）に正常に反応
③歯の動揺や歯肉腫脹、打診痛、圧痛がない
④デンタルエックス線画像で歯根周囲組織が正常

■介　　　入　：封筒を使用してランダムに割り付けし、44 歯に MTA（ProRoot® MTA, Dentsply Tulsa Dental, Tulsa, OK, USA）、40 歯に水酸化カルシウム製剤（Dycal®, L.D. Caulk, Milford, DE, USA）を用いた。

Vitremar（3M ESPE, MN, USA）で充填した後に、アマルガムで最終修復を行った。

- **■評価項目** ：自発痛、腫脹、瘻孔、打診痛などの臨床症状の有無。エックス線画像における根尖病変、分岐部病変、歯根吸収、歯根の発育不全の有無
- **■結　　果**[※]：ひと月あたりの 1 歯の失敗発生率が、MTA 群で 0.20/100、水酸化カルシウム製剤群で 0.11/100 であった。

> ※本診療ガイドライン作成においては、ITT 解析で脱落したデータを失敗として扱い、成功は MTA 群で 44 歯中 41 歯、水酸化カルシウム製剤群で 40 歯中 37 歯とした。

- **■結　　論** ：ProRoot® MTA または Dycal®を使用して、可逆性歯髄炎を有する幼若永久歯の部分断髄を行ったところ、最大 2 年間で良好な治療結果をもたらした。

Comparative evaluation of platelet-rich fibrin, mineral trioxide aggregate, and calcium hydroxide as pulpotomy agents in permanent molars with irreversible pulpitis: A randomized controlled trial.

Kumar V, Juneja R, Duhan J, Sangwan P, Tewari S
Contemp Clin Dent 2016; 7(4): 512-518.

- **■目　　的** ：不可逆性歯髄炎を伴う大臼歯において、断髄材料として MTA、水酸化カルシウム製剤、多血小板フィブリンの性能を比較する。
- **■研究デザイン**： ランダム化比較試験
- **■研究施設** ：ロータク大学（インド）保存・歯内療法科
- **■対　　象** ：歯根の完成した下顎大臼歯で咬合面う蝕を有する患者（14 ～ 32 歳）の 54 歯を対象に行われた。これらの歯は不可逆性歯髄炎＊の症状（冷たい液体、熱い液体による自発痛や長引く痛み、放散痛）を有していた。打診および歯髄診（寒冷診、歯髄電気診）が実施され、エックス線画像が撮影された。対象歯は以下の条件を満たしていた。
  ①寒冷診および歯髄電気診に反応する
  ②デンタルエックス線画像にて根尖周囲に異常がなかった
  なお、以下の場合は除外された。
  ①全身疾患を有する人
  ②オピオイドやステロイド療法を受けている人
  ③抗菌薬の投薬を受けている人
  ④辺縁性歯周炎や、歯槽頂部の骨吸収
  ⑤隣接面う蝕
  ⑥内部／外部吸収
  ⑦石灰化した根管
  ⑧髄腔開拡後に数分で止血しない
- **■介　　入** ：封筒を使用してランダムに割り付けた。MTA 群（19 歯）は、ProRoot® MTA（Dentsply Maillefer, Ballaigues, Switzerland）を蒸留水と練和し、歯髄切断面に 2 mm の厚みで貼薬した。水酸化カルシウム製剤群（18 歯）は、水酸化カルシウム粉末（Prevest Denpro, Jammu, India）を滅菌生理食塩液と練和し、歯髄切断面に 2 mm の厚みで貼薬した。両群ともにレジン添加型グラスアイオノマーセメントを充填し、コンポジットレジンで最終修復を行った。
- **■評価項目** ：歯肉腫脹、膿瘍、瘻孔、圧痛などの臨床症状の有無。エックス線画像における根尖性歯周炎（modification of Strindberg's criteria を用いた評価）や歯根吸収の有無

＊ 不可逆性歯髄炎の診断については、COLUMN「どのように保存できる歯髄を診断するか―歯髄診断の難しさ―」（p.48）を参照。フォレストプロットで用いている数値は、論文中の Table 5 より逆算して算出した。

■結　　果[※]：臨床的成功とエックス線的成功の総合評価は、MTA 群で 44.4％、水酸化カルシウム製剤群で 37.5％であった。

> ※本診療ガイドライン作成においては、ITT 解析で脱落したデータを失敗として扱い、成功は MTA 群で 19 歯中 8 歯、水酸化カルシウム製剤群で 18 歯中 6 歯とした。

■結　　論　：不可逆性歯髄炎を伴う歯根の完成した大臼歯において、断髄は高い成功率を示し、断髄材料の種類はその結果に影響を与えなかった。

Partial Pulpotomy in Immature Permanent Molars After Carious Exposures Using Different Hemorrhage Control and Capping Materials.

Özgür B, Uysal S, Güngör HC

Pediatr Dent 2017; 39(5): 364-370.

■目　　的　：う蝕で露髄した根未完成大臼歯において、MTA または水酸化カルシウム製剤で部分断髄を行った結果を比較する。

■研究デザイン：ランダム化比較試験

■研究施設　：ハジェッテペ大学（トルコ）小児歯科

■対　　象　：根未完成の第一・第二大臼歯の永久歯で深在性咬合面う蝕を有する健康で協力的な患者（6～13 歳）の 80 歯を対象に行われた。対象歯は以下の条件を満たし、臨床的およびエックス線画像で全部性歯髄炎や根尖病変を疑う所見は認められなかった。
①自発痛、夜間痛がない
②歯肉腫脹、瘻孔、打診痛、圧痛、動揺がない
③エックス線画像で内部／外部吸収や根尖部・分岐部に透過像を認めない
④I 級コンポジットレジン修復が可能である
⑤う蝕除去中に 1～2 mm 径露髄を認めたもの
⑥5 分以内に歯髄からの止血が可能であるもの

■介　　入　：封筒を用いてランダムに割り付けた。MTA 群は、ホワイト MTA（ProRoot[®] MTA, Dentsply Tulsa Dental, Tulsa, OK, USA）を製造者の指示に従って調製、歯髄の切断面に貼薬した。水酸化カルシウム製剤群は、滅菌生理食塩液と水酸化カルシウム粉末（Merck, Darmstadt, Germany）を 3：1 の割合で混合し、歯髄の切断面に貼薬した。

■評価項目　：自発痛、打診痛、圧痛、動揺、歯肉腫脹、瘻孔などの臨床症状の有無。エックス線画像における根尖部、分岐部の透過像、歯根膜腔の拡大、白線消失、内部／外部吸収の有無

■結　　果[※]：臨床的成功とエックス線的成功の総合評価は、24 ヵ月では、MTA 群で 37 歯中 36 歯、水酸化カルシウム製剤群で 39 歯中 38 歯であった。

> ※本診療ガイドライン作成においては、ITT 解析で脱落したデータを失敗として扱い、12 ヵ月での成功は MTA 群で 40 歯中 39 歯、水酸化カルシウム製剤群で 40 歯中 38 歯とした。

■結　　論　：幼若永久歯のう蝕による露髄に対して、次亜塩素酸ナトリウム溶液または生理食塩水による止血後、MTA または水酸化カルシウム製剤を断髄材料として使用した部分断髄を行ったところ、同等の良好な結果が得られた。

Partial Pulpotomy in Mature Permanent Teeth with Clinical Signs Indicative of Irreversible Pulpitis: A Randomized Clinical Trial.

Taha NA, Khazali MA

J Endod 2017; 43(9): 1417-1421.

■目　　的：う蝕で露髄した大臼歯に部分断髄を行う際に、MTAを用いた結果を水酸化カルシウム製剤を用いた結果と比較する。

■研究デザイン：ランダム化比較試験

■研究施設：ヨルダン科学技術大学（ヨルダン）歯学部大学院 歯内療法クリニック

■対　　象：深在性う蝕の大臼歯を有する全身的既往歴のない患者（20歳以上）の50本を対象とした。これらの歯は、不可逆性歯髄炎＊で、寒冷診で再現できる長引く自発痛を有していた。また、対象歯は以下の条件を満たしていた。

①象牙質2/3以上のう蝕を有する

②寒冷診に反応する

③歯は修復可能であり、プロービング深さと動揺度が正常範囲内

④瘻孔や歯肉腫脹などの歯髄失活の兆候がない。

また、以下の場合は除外された。

①根未完成歯

②修復不可能

③寒冷診に反応しない、瘻孔や歯肉腫脹を認める

④う蝕除去後に露髄しない

⑤部分断髄後に6分以上歯髄から出血する

⑥露髄後、歯髄からの出血が不十分で歯髄壊死や部分壊死が疑われる

■介　　入：1/80,000アドレナリン含有2％リドカイン（Septodont, Allington, UK）を用いて麻酔を行い、ラバーダム防湿した。水冷下で高速ハンドピースと滅菌フィッシャーバーを用いてう窩を開拡し、低速ハンドピースと大きいラウンドバーを用いてう蝕を除去した。歯髄組織は、高速ハンドピースと滅菌ラウンドバーを用い、2～3mmの深さで切断した。歯髄切断面は2.5％次亜塩素酸ナトリウム溶液で洗浄し、次亜塩素酸ナトリウム溶液を浸した綿球を2～3分間切断面当てて止血、必要に応じて追加で2～3分間、同様に止血した。止血確認後、コイントスによりランダムに割り付けた。MTA群は、ホワイトMTA（ProRoot® MTA, Dentsply Tulsa Dental, Tulsa, OK, USA）をアマルガムキャリアを用いて歯髄切断面上に3mmの厚さになるように貼薬した。水酸化カルシウム製剤群は、Dycal®（Dentsply Caulk, Milford, DE, USA）を用いた。両群ともレジン添加型グラスアイオノマーセメント（Vitrebond, 3M ESPE, MN, USA）で最終修復を行った。

■評価項目：自発痛、違和感、咀嚼・食事時に痛みや違和感、打診痛、圧痛、動揺度、歯肉腫脹、瘻孔などの臨床症状の有無。エックス線的画像における分岐部病変、内部吸収、歯根吸収、根尖部透過像（periapical indexを用いた評価）の有無

■結　　果※：臨床的成功とエックス線的成功の総合評価は、12ヵ月では、MTA群で24歯中20歯、水酸化カルシウム製剤群で20歯中11歯であった。

> ※本診療ガイドライン作成においては、ITT解析で脱落したデータを失敗として扱い、成功はMTA群で27歯中20歯、水酸化カルシウム製剤群で23歯中11歯とした。

■結　　論：MTAによる部分断髄は、臨床的に不可逆性歯髄炎と診断された成熟永久歯において、2年間の追跡調査を通じて良好な成功率を維持した。水酸化カルシウム製剤を用いた場合には、半数以上が2年以内に失敗した。

＊ 不可逆性歯髄炎の診断については、COLUMN「どのように保存できる歯髄を診断するか－歯髄診断の難しさ－」（p.48）を参照。

6　参考文献

1）El-Meligy OAS, Avery DR. Comparison of mineral trioxide aggregate and calcium hydroxide as pulpotomy agents in young permanent teeth (apexogenesis). Pediatr Dent 2006; 28: 399-404.

2）Qudeimat MA, Barrieshi-Nusair KM, Owais AI. Calcium hydroxide vs mineral trioxide aggregates for partial pulpotomy of permanent molars with deep caries. Eur Arch Paediatr Dent 2007; 8: 99-104.

3）Chailertvanitkul P, Paphangkorakit J, Sooksantisakoonchai N, Pumas N, Pairojamornyoot W, Leela-Apiradee N, Abbott PV. Randomized control trial comparing calcium hydroxide and mineral trioxide aggregate for partial pulpotomies in cariously exposed pulps of permanent molars. Int Endod J 2014; 47: 835-842.

4）Kumar V, Juneja R, Duhan J, Sangwan P, Tewari S. Comparative evaluation of platelet-rich fibrin, mineral trioxide aggregate, and calcium hydroxide as pulpotomy agents in permanent molars with irreversible pulpitis: A randomized controlled trial. Contemp Clin Dent 2016; 7: 512-518.

5）Özgür B, Uysal S, Güngör HC. Partial Pulpotomy in Immature Permanent Molars After Carious Exposures Using Different Hemorrhage Control and Capping Materials. Pediatr Dent 2017; 39: 364-370.

6）Taha NA, Khazali MA. Partial Pulpotomy in Mature Permanent Teeth with Clinical Signs Indicative of Irreversible Pulpitis: A Randomized Clinical Trial. J Endod 2017; 43: 1417-1421.

7）European Society of Endodontology position statement. Management of deep caries and the exposed pulp. Int Endod J 2019; 52: 923-934.

8）AAE position statement on vital pulp therapy. J Endod 2021; 47: 1340-1344.

9）Parirokh M, Torabinejad M. Mineral trioxide aggregate: a comprehensive literature review--Part III: Clinical applications, drawbacks, and mechanism of action. J Endod 2010; 36: 400-413.

10）Marciano MA, Costa RM, Camilleri J, Mondelli RFL, Guimarães BM, Duarte MAH. Assessment of color stability of white mineral trioxide aggregate angelus and bismuth oxide in contact with tooth structure. J Endod 2014; 40: 1235-1240.

11）Kang SH, Shin YS, Lee HS, Kim SO, Shin Y, Jung IY, Song JS. Color changes of teeth after treatment with various mineral trioxide aggregate-based materials: an ex vivo study. J Endod 2015; 41: 737-741.

12）Parirokh M, Torabinejad M, Dummer PMH. Mineral trioxide aggregate and other bioactive endodontic cements: an updated overview-part I: vital pulp therapy. Int Endod J 2018; 51: 177-205.

13）Bastawala DS, Kapoor S, Nathani P. A Comparison of Coronal Tooth Discoloration Elicited by Various Endodontic Reparative Materials MTA Plus, Bio MTA+, and Biodentine: An Ex Vivo Study. Int J Clin Pediatr Dent 2020; 13: 463-467.

14）Caronna V, Himel V, Yu Q, Zhang JF, Sabey K. Comparison of the surface hardness among 3 materials used in an experimental apexification model under moist and dry environments. J Endod 2014; 40: 986-989.

15）Torabinejad M, Parirokh M. Mineral trioxide aggregate: a comprehensive literature review--part II: leakage and biocompatibility investigations. J Endod 2010; 36: 190-202.

MTAの歯冠変色にかかる考察

ProRoot® MTA には、エックス線造影性を得るために酸化ビスマス（重量比 20%）が含有されている。これによる歯の変色は従来指摘されており、硬化時間や操作性の難点とともに、審美領域における MTA の使用に問題があった。

2000 年代後半から、ProRoot® MTA の改良や同様の機能性材料として、ケイ酸カルシウム系材料（Calcium Silicate-based Material：CSM）の新商品開発がなされ、現在では酸化ジルコニウムを使用するなどして、歯の変色に影響のない商品が出現している。

Kang ら[1] は、複数の MTA で作成したディスクおよび、それぞれを歯に利用した場合の経時的色調変化について考察している。それによれば、酸化ジルコニウム含有の MTA の場合、臨床上歯の変色を心配する必要がないことを示している。実際の臨床でも、異なる時期に ProRoot® MTA（酸化ビスマス含有）と Bio MTA（酸化ジルコニウム含有）にて歯髄保存処置を行った症例において、ProRoot® MTA を用いた歯では経過観察とともに歯に変色が認められたが、Bio MTA を用いた歯には変色は認められなかった（**図1**）。前歯など審美領域においては、MTA を使用する場合はさらに商品選択を心がける必要がある。

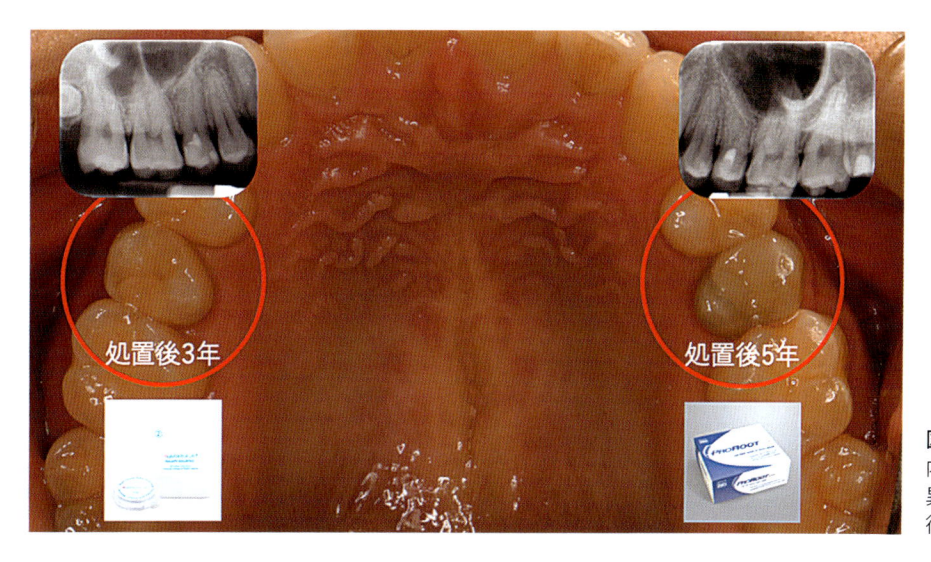

処置後3年　　処置後5年

図1　同一患者の口腔内にて、異なる時期に異なる覆髄剤で断髄を行った症例

CQ 3、4 で採用された論文は、いずれも ProRoot® MTA と水酸化カルシウム製剤との比較であったが、2021 年に、VPT（直接覆髄、部分断髄、全部断髄）について、従来の MTA（ProRoot® MTA）と酸化ビスマスを含まない CSM（いずれも水和反応で硬化）を比較した 14 本の RCT 研究からなる SR（システマティックレビュー）論文が報告されている[2]。この報告では、論文の採択・除外基準が明記されており、評価は GRADE システムに基づいて行われている。結論として、「エビデンスレベルは「低」であるが、従来の MTA とその他の CSM の統合成功率は 93.2%で、従来の MTA では歯の変色が発生することのみが害である」と結ばれている。**ProRoot® MTA と他の CSM の VPT の成功率を比較すると、有意差はないことが示されている**（統合成功率：91.6 〜 94.9%）。

以上のことから、CQ 3、4 で採用したエビデンスは、すべて ProRoot® MTA に関するものであったものの、推奨文作成にあたっては、その他の CSM も評価の対象として視野を広げ、ProRoot® MTA を含めたケイ酸カルシウム系材料全般と水酸化カルシウム製剤のいずれを使用するべきか、として臨床判断の一助となるようにした。なお、現在の歯科臨床では、ケイ酸カルシウム系材料を「MTA」と称することが一般的であるため、CQ の文章では「MTA」と表現した。

参考文献

1) Kang SH, Shin YS, Lee HS, Kim SO, Shin Y, Jung IY, Song JS. Color changes of teeth after treatment with various mineral trioxide aggregate-based materials: an *ex vivo* study. J Endod 2015; 41: 737-741.

2) Sabeti M, Huang Y, Chung YJ, Azarpazhooh A. Prognosis of Vital Pulp Therapy on Permanent Dentition: A Systematic Review and Meta-analysis of Randomized Controlled Trials. J Endod 2021; 47: 1683-1695.

資 料

1 CQ 1 文献検索と抽出

　文献検索の対象としたデータベースは、PubMed（1946 ～ 2021）、CENTRAL（1898 ～ 2021）、医学中央雑誌（1946 ～ 2021）である。これらに加え、CPG（診療ガイドライン）と SR（システマティックレビュー）に特化したデータベースである ACCESSSS、GIN、Epistemonikos を追加検索し、「裏層」をテーマに掲げた既存の CPG と SR を抽出した（**表 1**）。

　その後、資料 2 （p.68）に示す PRISMA フローに従い、PubMed から 111 件、CENTRAL から 144 件の英語論文、また、医学中央雑誌から 0 件の日本語論文が抽出された。その中から、設定した CQ とアウトカムに関係するヒト臨床研究を選択し、さらにランダム化比較試験（RCT）を中心に絞り込んだ。

　その結果、最終的に RCT として 2 論文が抽出された。これらに加えて検索した ACCESSSS からは CPG が 0 件と SR が 0 件、GIN からは CPG が 0 件、Epistemonikos からは SR が 192 件抽出された。その後、重複記録除外後の 304 件をスクリーニングし、適格性評価を実施した全文論文が 10 件、最終的な組み入れ論文が 2 件となった。

　除外した全文論文は 8 件あり、「窩洞の深さが不明」が 3 件、「研究デザインの不一致」が 2 件、「窩洞が浅い」「観察期間の不一致」「主にアマルガム充塡が行われていた」がそれぞれ 1 件であった〈資料 3 （p.70）を参照〉。

表 1　CPG および SR を対象とした ACCESSSS、GIN、Epistemonikos の検索結果

検索データベース		検索日	検索キーワード	検索結果件数
ACCESSSS	https://www.accessss.org/	2020 年 6 月 24 日	composite resin dental cavity lining	0 件 0 件
GIN	https://g-i-n.net/	2020 年 6 月 24 日	composite resin dental cavity lining	0 件 0 件
Epistemonikos	https://www.epistemonikos.org/	2021 年 7 月 18 日	composite resin*[title/abstract] AND systematic review dental cavity lining*[title/abstract] AND systematic review	SR 186 件 SR 6 件

［PubMed、CENTRAL、医学中央雑誌の検索対象期間］

英語論文検索：PubMed
　　検索対象年：1946 ～ 2021 年
　　検　索　日：2021 年 6 月 7 日

英語論文検索：CENTRAL
　　検索対象年：1898 ～ 2021 年
　　検　索　日：2021 年 6 月 7 日

日本語論文検索：医学中央雑誌
　　検索対象年：1946 ～ 2021 年
　　検　索　日：2021 年 6 月 7 日

［文献検索式］

PubMed
#1　　"composite resins"[MeSH Terms]
#2　　"composite resin*"[Title/Abstract]
#3　　#1 OR #2
#4　　"dental cavity lining" [MeSH Terms]

#5   "dental cavity lining"[Title/Abstract]
#6   #4 OR #5
#7   clinical trial[Publication Type]
#8   meta-analysis[Publication Type]
#9   meta-analysis[Title/Abstract]
#10   systematic review[Title]
#11   cochrane database syst rev[Title]
#12   practice guideline[Publication Type]
#13   #7 OR #8 OR #9 OR #10 OR #11 OR #12
#14   #3 AND #6 AND #13

CENTRAL
#1   MeSH descriptor: [Composite Resins] explode all trees
#2   (composite resins): ti,ab,kw (Word variations have been searched)
#3   #1 OR #2
#4   MeSH descriptor: [Dental Cavity Lining] explode all trees
#5   (Dental Cavity Lining):ti,ab,kw (Word variations have been searched)
#6   #4 OR #5
#7   #3 AND #6

医学中央雑誌
#1   (コンポジットレジン /TH or コンポジットレジン /AL)
#2   (窩洞裏装 /TH or 裏層 /AL)
#3   間接覆髄 /AL
#4   #2 or #3
#5   (ランダム化比較試験 /TH or ランダム化比較試験 /AL)
#6   #1 and #4 and #5

2 CQ 2 文献検索と抽出

　文献検索の対象としたデータベースは、PubMed（1946 ～ 2021）、CENTRAL（1898 ～ 2021）、医学中央雑誌（1946 ～ 2021）である。これらに加え、CPG（診療ガイドライン）と SR（システマティックレビュー）に特化したデータベースである ACCESSSS、GIN、Epistemonikos を追加検索し、「深在性う蝕」をテーマに掲げた既存の CPG と SR を抽出した（**表 2**）。

　その後、資料 2（p.68）に示す PRISMA フローに従い、PubMed から 330 件、CENTRAL から 146 件の英語論文、また、医学中央雑誌から 180 件の日本語論文が抽出された。その中から、設定した CQ とアウトカムに関係するヒト臨床研究を選択し、さらにランダム化比較試験（RCT）を中心に絞り込んだ。

　その結果、最終的に RCT として 4 論文が抽出された。これらに加えて検索した ACCESSSS と GIN からは CPG が 0 件と SR が 0 件、Epistemonikos からは SR が 45 件抽出された。その後、重複記録除外後の 513 件をスクリーニングし、適格性評価を実施した全文論文が 4 件、最終的な組み入れ論文が 3 件となった。

　除外した全文論文は 1 件で、「対象歯が乳歯」であった〈資料 3（p.70）を参照〉。

表 2　CPG および SR を対象とした ACCESSSS、GIN、Epistemonikos の検索結果

検索データベース		検索日	検索キーワード	検索結果件数
ACCESSSS	https://www.accessss.org/	2020 年 9 月 14 日	pulp capping	0 件
GIN	https://g-i-n.net/	2020 年 9 月 14 日	pulp capping	0 件
Epistemonikos	https://www.epistemonikos.org/	2020 年 9 月 14 日	pulp capping[title/abstract] AND systematic review	SR 45 件

[PubMed、CENTRAL、医学中央雑誌の検索対象期間]

英語論文検索：PubMed
  検索対象年：1946 〜 2021 年
  検　索　日：2021 年 7 月 26 日

英語論文検索：CENTRAL
  検索対象年：1898 〜 2021 年
  検　索　日：2021 年 7 月 26 日

日本語論文検索：医学中央雑誌
  検索対象年：1946 〜 2021 年
  検　索　日：2021 年 7 月 26 日

[文献検索式]

PubMed

#1	dental caries[MH]
#2	teeth[tiab] or tooth[tiab] or dental[tiab]
#3	caries[tiab] or carious[tiab] or decay*[tiab] or lesion*[tiab]
#4	#2 and #3
#5	deep[tiab] or extensive[tiab] or asymptomatic*[tiab]
#6	carie*[tiab] or carious[tiab] or decay*[tiab] or lesion*[tiab]
#7	#5 and #6
#8	#1 or #4 or #7
#9	dental pulp*[tiab] or dental pulp[Mesh]
#10	dental pulp*[tiab] expose*[tiab]
#11	tooth pulp*[tiab] expose*[tiab]
#12	teeth pulp*[tiab] expose*[tiab]
#13	dental pulp cavity[tiab] or dental pulp cavity[Mesh]
#14	dental pulp disease*[tiab]
#15	carious pulp[tiab] or (carie*[tiab] and pulp[tiab])
#16	#9 or #10 or #11 or #12 or #13 or #14 or #15
#17	pulp*[tiab] and devitalization*[tiab]
#18	pulp*[tiab] and protection*[tiab]
#19	pulp*[tiab] and management*[tiab]
#20	pulp treat*[tiab] or pulp therap*[tiab] or pulp extirpate*[tiab] or pulp remove*[tiab] or pulp expose*[tiab] or pulp extract*[tiab] or pulp cap*[tiab] or "Dental Pulp Exposure"[Mesh]
#21	stepwise excavation*[tiab]
#22	#17 or #18 or #19 or #20 or #21
#23	((#8 or #16) and #22)
#24	Clinical Trial[pt] or Comparative Study[pt] or Controlled Clinical Trial[pt] or Randomized Controlled Trial[pt]
#25	Humans[Mesh]
#26	#23 and #24 and #25

CENTRAL

#1	MeSH descriptor: [Dental Caries] explode all trees
#2	(teeth or tooth or dental):ti,ab
#3	(caries or carious or decay* or lesion*):ti,ab
#4	#2 AND #3
#5	(deep or extensive or asymptomatic*):ti,ab
#6	(carie* or carious or decay* or lesion*):ti,ab
#7	#5 AND #6
#8	#1 OR #4 OR #7
#9	MeSH descriptor: [Dental Pulp] explode all trees
#10	"dental pulp*":ti,ab
#11	(tooth pulp*):ti,ab NEXT (expose*):ti,ab
#12	(teeth pulp*):ti,ab NEXT (expose*):ti,ab

#13 MeSH descriptor: [Dental Pulp Cavity] explode all trees
#14 "dental pulp cavity":ti,ab
#15 "dental pulp disease*":ti,ab
#16 "carious pulp":ti,ab
#17 (carie*):ti,ab AND (pulp):ti,ab
#18 #9 OR #10 OR #11 OR #12 OR #13 OR #14 OR #15 OR #16 OR #17
#19 (pulp*):ti,ab NEXT (devitalization*):ti,ab
#20 (pulp*):ti,ab NEXT (protection*):ti,ab
#21 (pulp*):ti,ab NEXT (management*):ti,ab
#22 Pulp:ti,ab NEXT (treat* OR therap* OR extirpate* OR remove* OR expose* OR extract* OR cap*):ti,ab
#23 MeSH descriptor: [Dental Pulp Exposure] explode all trees
#24 (stepwise):ti,ab NEXT (excavation*):ti,ab
#25 #19 OR #20 OR #21 OR #22 OR #23 OR #24
#26 ((#8 OR #18) AND #25)
#27 (Clinical Trial):pt OR (Comparative Study):pt OR (Controlled Clinical Trial):pt OR (Randomized Controlled Trial):pt
#28 #26 AND #27
#29 MeSH descriptor: [Humans] explode all trees
#30 #28 AND #29

<u>医学中央雑誌</u>
#1 ((う蝕 /TH or う蝕 /TA))
#2 ((軟化象牙質 /TH or う蝕象牙質 /TA))
#3 (象牙質う蝕 /TA)
#4 (深在性う蝕 /TA)
#5 ((歯髄 /TH or 歯髄 /TA))
#6 #1 or #2 or #3 or #4 or #5
#7 (覆髄 /TA)
#8 (直接覆髄 /TA)
#9 (間接覆髄 /TA)
#10 (暫間的間接覆髄 /TA)
#11 ((覆髄法 /TH or 歯髄覆罩 /TA))
#12 (直接歯髄覆罩 /TA)
#13 (間接歯髄覆罩 /TA)
#14 暫間的間接歯髄覆罩 /TA
#15 裏層 /TA
#16 ((歯髄保護 /TH or 歯髄保護 /TA))
#17 ((露髄 /TH or 露髄 /TA))
#18 #7 or #8 or #9 or #10 or #11 or #12 or #13 or #14 or #15 or #16 or #17
#19 ((ヒト /TH or ヒト /AL)) and (PT= 原著論文)
#20 #6 and #18 and #19

3 CQ 3 文献検索と抽出

　文献検索の対象としたデータベースは、PubMed（1946 ～ 2021）、CENTRAL（1898 ～ 2017）、医学中央雑誌（1946 ～ 2017）である。これらに加え、CPG（診療ガイドライン）と SR（システマティックレビュー）に特化したデータベースである ACCESSSS、GIN、Epistemonikos を追加検索し、「MTA、直接覆髄」をテーマに掲げた既存の CPG と SR を抽出した（**表 3**）。

　その後、資料 2（p.69）に示す PRISMA フローに従い、PubMed から 453 件、CENTRAL から 44 件の英語論文、また、医学中央雑誌から 10 件の日本語論文が抽出された。その中から、設定した CQ とアウトカムに関係するヒト臨床研究を選択し、さらにランダム化比較試験（RCT）を中心に絞り込んだ。

　その結果、最終的に 21 論文が抽出された。これらに加えて検索した ACCESSSS と GIN からは CPG が 0 件と SR が 0 件、Epistemonikos からは SR が 44 件抽出された。その後、重複記録除外後の 463 件をスクリーニングし、適格性評価を実施した全文論文が 21 件、最終的な組み入れ論文が 5 件（RCT：2 件、観察研究： 3 件）となった。

　除外した論文は 16 件で、「対象歯がう蝕歯でない」が 10 件、「対象歯が乳歯」が 1 件、「観察期間の異なる同じ研究」が 1 件、「対照群（CH）なし」が 1 件、「間接覆髄」が 1 件、「脱落が多い」が 1 件、「一般的な MTA でない」が 1 件であった〈資料 3（p.71）を参照〉。

表3　CPG および SR を対象とした ACCESSSS、GIN、Epistemonikos の検索結果

検索データベース		検索日	検索キーワード	検索結果件数
ACCESSSS	https://www.accessss.org/	2020 年 3 月 11 日	pulp capping	0 件
GIN	https://g-i-n.net/	2020 年 3 月 11 日	pulp capping	0 件
Epistemonikos	https://www.epistemonikos.org/	2020 年 3 月 11 日	pulp capping[title/abstract] AND systematic review	SR 43 件

［PubMed、CENTRAL、医学中央雑誌の検索対象期間］

英語論文検索：PubMed
　検索対象年：1946 ～ 2021 年
　検　索　日：2021 年 6 月 22 日

英語論文検索：CENTRAL
　検索対象年：1898 ～ 2021 年
　検　索　日：2017 年 10 月 13 日

日本語論文検索：医学中央雑誌
　検索対象年：1946 ～ 2021 年
　検　索　日：2017 年 10 月 13 日

［文献検索式］

PubMed
#1　　"dental pulp exposure"[MeSH Terms]
#2　　exposed[tiab]
#3　　"dental pulp"[MeSH Terms]
#4　　#2 AND #3
#5　　exposure[tiab]
#6　　expose[tiab]
#7　　#1 OR #3 OR #5 OR #6
#8　　direct[tiab]
#9　　"dental pulp capping"[MeSH Terms]
#10　　　　#8 AND #9
#11　　"direct pulp capping"[tiab]
#12　　#10 OR #11
#13　　"mineral trioxide aggregate"[Supplementary Concept]
#14　　"mineral trioxide aggregate"[tiab]
#15　　#13 OR #14
#16　　　　　#7 AND #15
#17　　#12 AND #15
#18　　#16 OR #17

CENTRAL
#1　　MeSH descriptor: [Dental Pulp Exposure] explode all trees
#2　　exposed:ti,ab
#3　　MeSH descriptor: [Dental Pulp] explode all trees
#4　　#2 and #3
#5　　exposure:ti,ab
#6　　expose:ti,ab
#7　　#1 or #3 or #5 or #6

#8   direct:ti,ab
#9   MeSH descriptor: [Dental Pulp Capping] explode all trees
#10   #8 and #9
#11   direct pulp capping:ti,ab
#12   #10 or #11
#13   mineral trioxide aggregate:ti,ab
#14   #7 and #13
#15   #12 and #13
#16   #14 or #15
#17   MeSH descriptor: [Humans] explode all trees
#18   #16 AND #17

医学中央雑誌

#1   露髄 /TH
#2   露髄 /TA
#3   #1 or #2
#4   覆髄 /TA
#5   "Mineral Trioxide Aggregate"/TH
#6   "Mineral Trioxide Aggregate"/TA
#7   ミネラル三酸化物 /TA
#8   ミネラルトリオキシドアグリゲート /TA
#9   MTA/TA
#10   #5 or #6 or #7 or #8 or #9
#11   #3 and #10
#12   #4 and #10
#13   #11 or #12
#14   (#13) and (PT= 原著論文 CK= ヒト)

4 CQ 4 文献検索と抽出

　文献検索の対象としたデータベースは、PubMed（1946 〜 2021）、CENTRAL（1898 〜 2017）、医学中央雑誌（1946 〜 2017）である。これらに加え、CPG（診療ガイドライン）と SR（システマティックレビュー）に特化したデータベースである ACCESSSS、GIN、Epistemonikos を追加検索し、「MTA、断髄」をテーマに掲げた既存の CPG と SR を抽出した（**表 4**）。

　その後、資料 2（p.69）に示す PRISMA フローに従い、PubMed から 146 件、CENTRAL から 111 件の英語論文、また、医学中央雑誌から 11 件の日本語論文が抽出された。その中から、設定した CQ とアウトカムに関係するヒト臨床研究を選択し、さらにランダム化比較試験（RCT）を中心に絞り込んだ。

　その結果、最終的に RCT として 6 論文が抽出された。これらに加えて検索した ACCESSSS と GIN からは CPG が 0 件と SR が 0 件、Epistemonikos からは SR が 24 件抽出された。その後、重複記録除外後の 175 件をスクリーニングし、適格性評価を実施した全文論文が 7 件、最終的な組み入れ論文が 6 件となった。

　除外した論文は 1 件で、「乳歯を対象とした断髄」であった〈資料 3（p.71）を参照〉。

表 4　CPG および SR を対象とした ACCESSSS、GIN、Epistemonikos の検索結果

検索データベース		検索日	検索キーワード	検索結果件数
ACCESSSS	https://www.accessss.org/	2020 年 10 月 5 日	MTA pulpotomy	0 件 0 件
GIN	https://g-i-n.net/	2020 年 10 月 5 日	MTA pulpotomy	0 件 0 件
Epistemonikos	https://www.epistemonikos.org/	2020 年 10 月 5 日	MTA pulpotomy	SR 24 件

[PubMed、CENTRAL、医学中央雑誌の検索対象期間]

英語論文検索：PubMed
   検索対象年：1946 〜 2021 年
   検　索　日：2021 年 4 月 11 日

英語論文検索：CENTRAL
   検索対象年：1898 〜 2021 年
   検　索　日：2021 年 4 月 11 日

日本語論文検索：医学中央雑誌
   検索対象年：1946 〜 2021 年
   検　索　日：2021 年 4 月 11 日

[文献検索式]

PubMed

#	
#1	"Pulpotomy"[MeSH]
#2	"pulpotomy"[tiab]
#3	"Dental Pulp Exposure"[Mesh]
#4	"exposure"[tiab]
#5	"expose"[tiab]
#6	#1 OR #2 OR #3 OR #4 OR #5
#7	"mineral trioxide aggregate" [Supplementary Concept]
#8	"mineral trioxide aggregate" [tiab]
#9	MTA[tiab]
#10	#7 OR #8 OR #9
#11	randomized controlled trial[Publication Type]
#12	randomized controlled trial[Title/Abstract]
#13	controlled clinical trial[Publication Type]
#14	meta-analysis[Publication Type]
#15	meta-analysis[Title/Abstract]
#16	systematic review[Title]
#17	cochrane database syst rev[Title]
#18	practice guideline[Publication Type]
#19	clinical trial[Publication Type]
#20	observational study[Publication Type]
#21	Comparative Study[Title/Abstract]
#22	evaluation study[Title/Abstract]
#23	clinical study[Publication Type]
#24	systematic review[Publication Type]
#25	#11 OR #12 OR #13 OR #14 OR #15 OR #16 OR #17 OR #18 OR #19 OR #20 OR #21 OR #22 OR #23 OR #24
#26	case reports[Publication Type] OR editorial[Publication Type] OR comment[Publication Type] OR letter[Publication Type]
#27	#25 NOT #26
#28	animals [Mesh] NOT humans [Mesh]
#29	#27 NOT #28
#30	#6 AND #10 AND #29

CENTRAL

#	
#1	MeSH descriptor: [Pulpotomy] explode all trees
#2	Pulpotomy:ti,ab
#3	MeSH descriptor: [Dental Pulp Exposure] explode all trees
#4	exposure:ti,ab
#5	expose:ti,ab
#6	#1 OR #2 OR #3 OR #4 OR #5
#7	mineral trioxide aggregate:ti,ab
#8	MTA:ti,ab

#9　#7 OR #8
#10　　　　#6 AND #9
#11　MeSH descriptor: [Humans] explode all trees
#12　#10 AND #11

<u>医学中央雑誌</u>
#1　(歯髄切断法 /TH or 断髄 /TA)
#2　(露髄 /TH or 露髄 /TA)
#3　#1 or #2
#4　("Mineral Trioxide Aggregate"/TH or MTA/TA)
#5　ミネラル三酸化物 /TA
#6　ミネラルトリオキシドアグリゲート /TA
#7　#4 or #5 or #6
#8　#3 and #7
#9　(#8) and (PT= 原著論文 CK= ヒト)

資料2　PRISMA フロー図

【CQ 1】

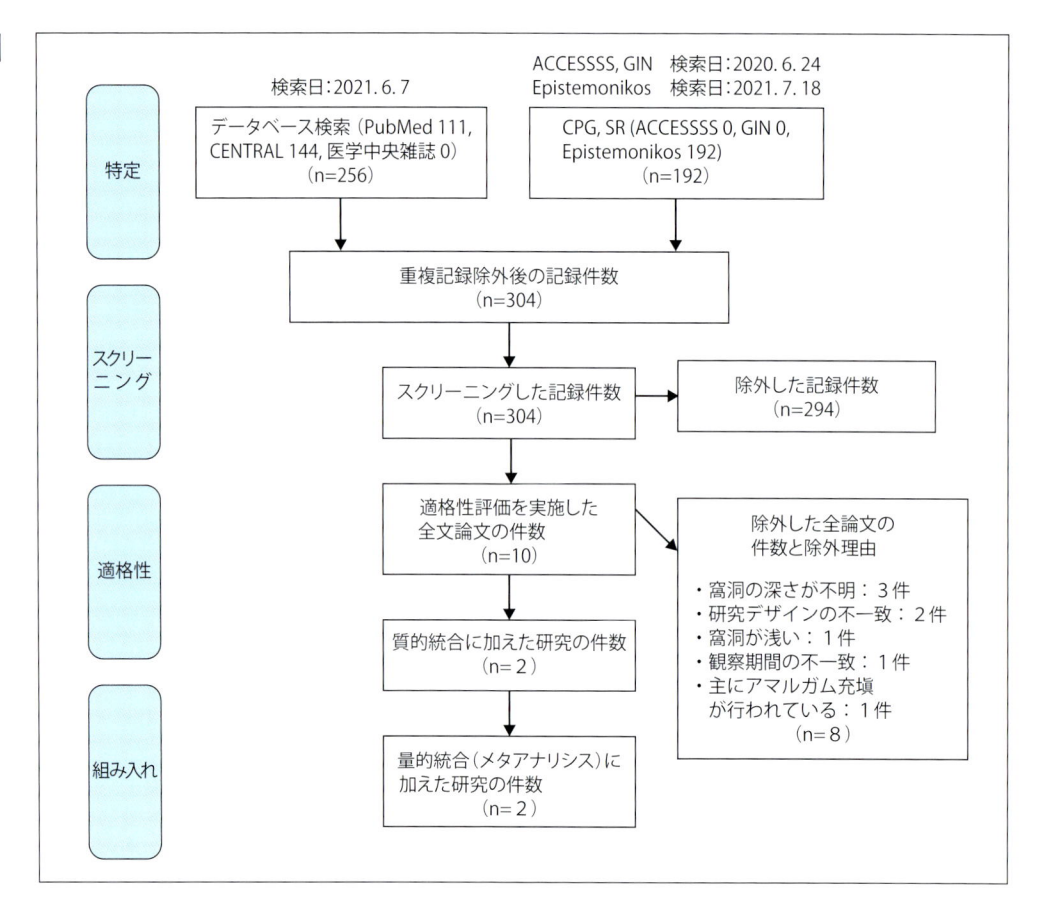

【CQ 2】

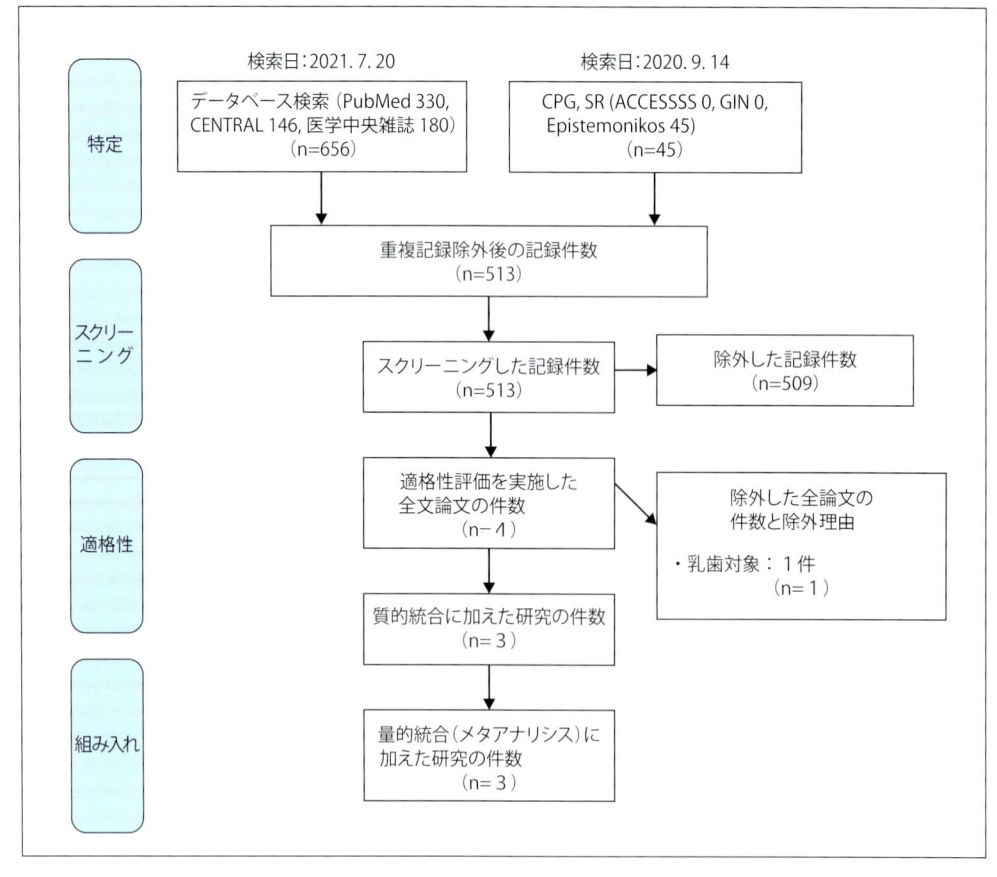

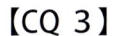

【CQ 3】

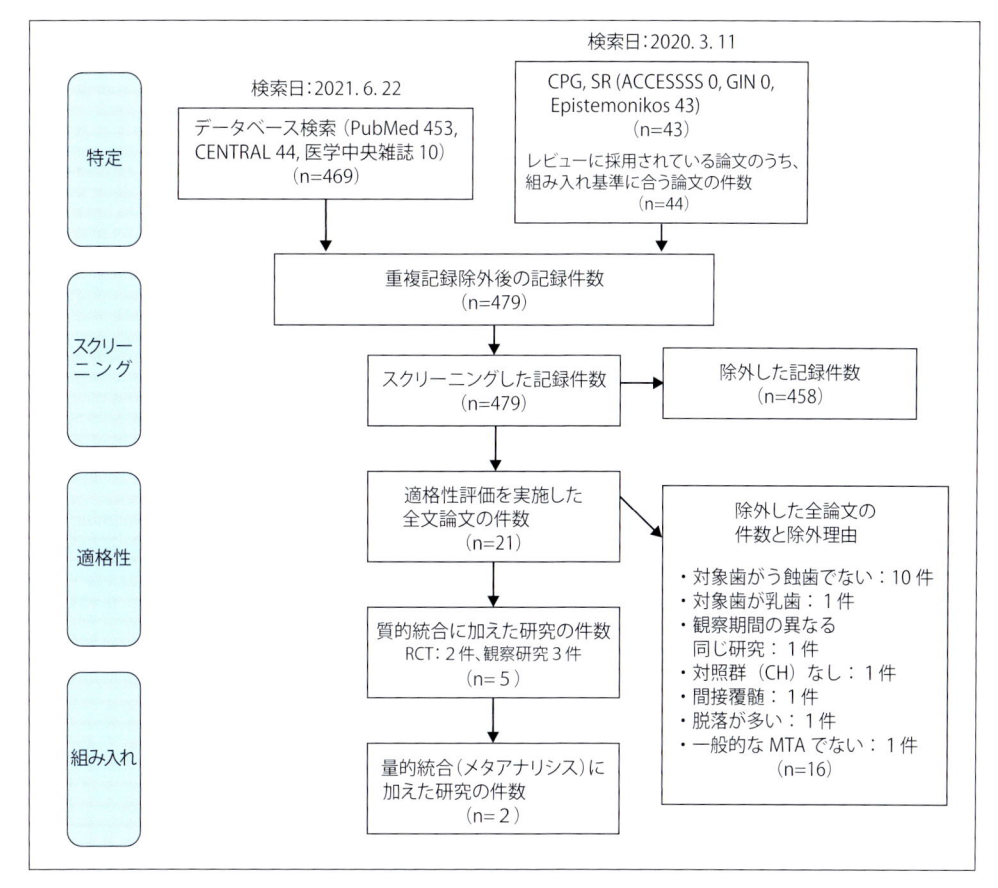

【CQ 4】

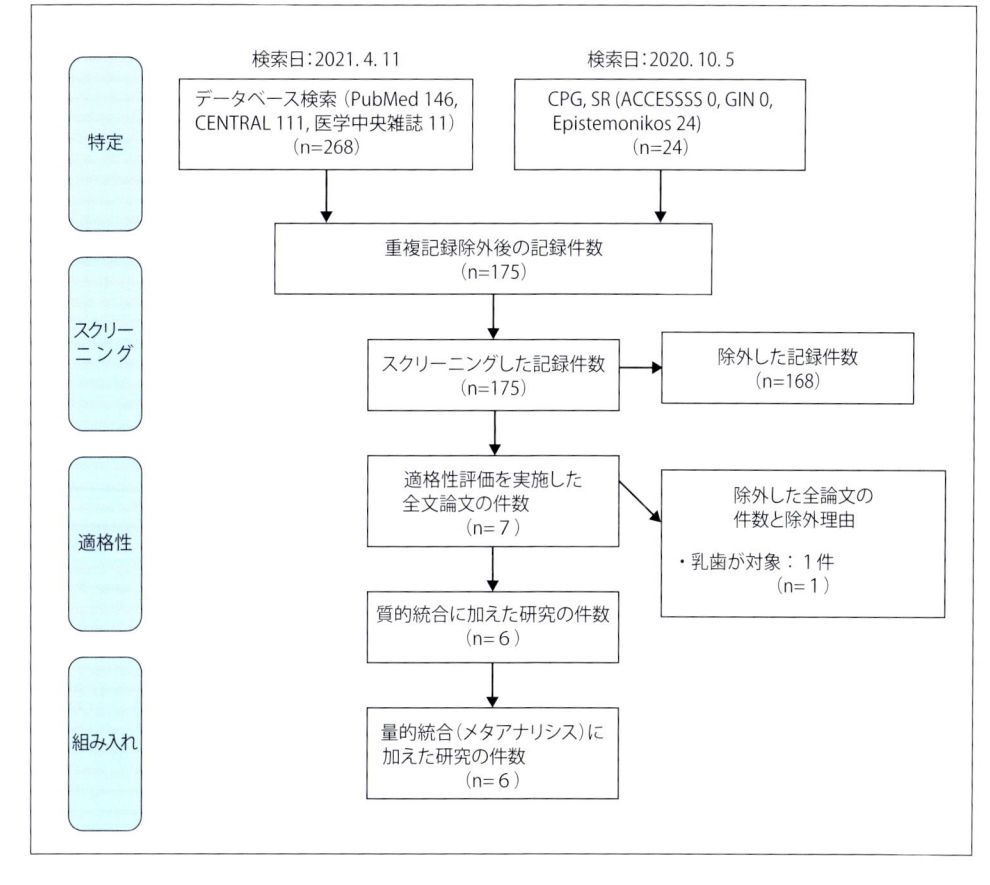

参考文献

1) From: Moher D, Liberati A, Tetzlaff J, Altman DG, The PRISMA Group (2009). Preferred Reporting Items for Systematic Reviews and Meta-Analyses: The PRISMA Statement. PLoS Med 6 (6): e1000097. doi: 10.1371/journal.pmed1000097 For more information, visit www. prisma-statement.org.

資料3 **採用・除外論文**

【CQ 1】

文献No	筆頭筆者	Year	PMID	採用 or 除外	除外理由	研究デザイン	対象患者	介入	対照	介入期間
1	Banomyong D	2011	25427330	除外	窩洞の深さが不明	RCT	18〜37歳	裏層なし	裏層あり	1年
2	Banomyong D	2013	23355492	採用		RCT	18〜30歳	裏層なし	裏層あり	1ヵ月、1年、2年
3	Burrow MF	2009	19953773	除外	窩洞の深さが不明	RCT	18〜40歳	裏層なし	裏層あり	1週間、1ヵ月
4	Vural UK	2016	26794189	除外	窩洞の深さが不明	RCT	18〜67歳	裏層なし	裏層あり	6ヵ月、12ヵ月、18ヵ月
5	Schenkel AB	2019	30834516	除外	研究デザインの不一致	SR	―	―	―	―
6	Schenkel AB	2016	27780315	除外	研究デザインの不一致	SR	―	―	―	―
7	Strober B	2013	23904575	除外	窩洞が浅い	RCT	15〜60歳	裏層なし	裏層あり	7日、28日
8	Torres CRG	2020	32835711	採用		RCT	38±6歳	裏層なし	裏層あり	1週間、6ヵ月、1年、2年
9	Wegehaupt F	2009	19492715	除外	観察期間の不一致	RCT	＞18歳	裏層なし	裏層あり	6ヵ月
10	Whitworth JM	2005	15910477	除外	主にアマルガム充填が行われている	RCT	成人	裏層なし	裏層あり	1日、4日、7日、6ヵ月、12ヵ月、24ヵ月、36ヵ月

【CQ 2】

文献No	筆頭筆者	Year	PMID	採用 or 除外	除外理由	研究デザイン	対象患者	介入	対照	介入期間
1	Bjørndal L	2010	20572864	採用		RCT	18歳以上	暫間的間接覆髄	う蝕一括除去	1年
2	Orhan AI	2010	20836956	採用		RCT	4〜15歳	暫間的間接覆髄	う蝕一括除去	1年以上
3	Leksell E	1996	9028183	採用		RCT	6〜16歳	暫間的間接覆髄	う蝕一括除去	1〜11年（平均43ヵ月）
4	Heinrich R	1988	3269088	除外	乳歯	RCT	5〜7歳	暫間的間接覆髄	う蝕一括除去	16ヵ月

【CQ 3】

文献No	筆頭筆者	Year	PMID	採用 or 除外	除外理由	研究デザイン	対象患者	介入	対照	介入期間
1	Aeinehchi M	2003	12657149	除外	対象歯が健全歯	RCT	20～25歳	MTA	水酸化カルシウム製剤	1週間、2ヵ月、3ヵ月、4ヵ月、6ヵ月
2	Iwamoto CE	2006	16764130	除外	対象歯が健全歯	RCT	18～60歳	MTA	水酸化カルシウム製剤	7日、30±5日、136±24日
3	Accorinte MLR	2008	18155482	除外	対象歯が健全歯	RCT	15～30歳	MTA	水酸化カルシウム製剤	30日、60日
4	Accorinte MLR	2008	18833854	除外	対象歯が健全歯	RCT	15～30歳	MTA	水酸化カルシウム製剤	30日、60日
5	Min KS	2008	18498885	除外	対象歯が健全歯	RCT	21～50歳	MTA	水酸化カルシウム製剤	2ヵ月
6	Nair PNR	2008	17956562	除外	対象歯が健全歯	RCT	18～30歳	MTA	水酸化カルシウム製剤	1週間、1ヵ月、3ヵ月
7	Sawicki L	2008	18795524	除外	対象歯が健全歯	RCT	10～18歳	MTA	水酸化カルシウム製剤	47-609日
8	Mente J	2010	20416424	除外	観察期間の異なる同じ研究	観察研究	8～78歳	MTA	水酸化カルシウム製剤	1年以上
9	Parolia A	2010	20415913	除外	対象歯が健全歯	RCT	15～25歳	MTA	水酸化カルシウム製剤	15日、45日
10	Eskandarizadeh A	2011	22144801	除外	対象歯が健全歯	RCT	14～21歳	MTA	水酸化カルシウム製剤	30日、60日、90日
11	Cho SY	2013	23402502	採用		観察研究	不明	MTA	水酸化カルシウム製剤	11.1ヵ月（中央値）
12	Hilton TJ	2013	23690353	除外	対象歯が乳歯	RCT	＞7歳	MTA	水酸化カルシウム製剤	MTA 15.6ヵ月（中央値）、CH 12.1ヵ月（中央値）
13	Mente J	2014	25227216	採用		観察研究	7～78歳	MTA	水酸化カルシウム製剤	42ヵ月（平均）
14	Swarup SJ	2014	25095313	除外	対象歯が健全歯	RCT	11～15歳	MTA	水酸化カルシウム製剤	15日、30日
15	Marques MS	2015	25841957	除外	対照群（CH）なし	観察研究	36.1歳（平均）	MTA	なし	3.6年（SD=1.1）
16	Brizuela C	2017	28917577	除外	脱落が多い59.2%（100/169）	RCT	7～16歳	MTA	水酸化カルシウム製剤	3ヵ月、6ヵ月、12ヵ月
17	Kundzina R	2017	27891629	採用		RCT	18～55歳	MTA	水酸化カルシウム製剤	6ヵ月、12ヵ月、24ヵ月、36ヵ月
18	Vural UK	2017	28513520	除外	間接覆髄	RCT	18～30歳	MTA	水酸化カルシウム製剤	6ヵ月、12ヵ月
19	Çalışkan MK	2017	27041110	採用		観察研究	14～55歳	MTA	水酸化カルシウム製剤	24～72ヵ月
20	Suhag K	2019	31104819	採用		RCT	18～40歳	MTA	水酸化カルシウム製剤	3ヵ月、6ヵ月、12ヵ月
21	Peskersoy C	2021	33854725	除外	一般的なMTAでない	RCT		MTA	水酸化カルシウム製剤	6ヵ月、12ヵ月、24ヵ月、36ヵ月

【CQ 4】

文献No	筆頭筆者	Year	PMID	採用 or 除外	除外理由	研究デザイン	対象患者	介入	対照	介入期間
1	El-Meligy OAS	2006	17036703	採用		RCT	6～12歳	MTA	水酸化カルシウム製剤	1年
2	Percinoto C	2006	16903198	除外	乳臼歯	不明	3～8歳	MTA	水酸化カルシウム製剤	1年
3	Qudeimat MA	2007	17555692	採用		RCT	6.8～13.3歳	MTA	水酸化カルシウム製剤	平均2年10.8ヵ月
4	Chailertvanitkul P	2014	24299006	採用		RCT	7～10歳	MTA	水酸化カルシウム製剤	2年
5	Kumar V	2016	27994420	採用		RCT	14～32歳	MTA	水酸化カルシウム製剤	1年
6	Özgür B	2017	29070158	採用		RCT	6～13歳	MTA	水酸化カルシウム製剤	2年
7	Taha NA	2017	28673494	採用		RCT	20～52歳	MTA	水酸化カルシウム製剤	2年

この度は弊社の書籍をご購入いただき、誠にありがとうございました。
本書籍に掲載内容の更新や訂正があった際は、弊社ホームページにてお知らせ
いたします。下記のURLまたはQRコードをご利用ください。

https://www.nagasueshoten.co.jp/BOOKS/9784816014413

歯髄保護の診療ガイドライン　　　　　　　　　　　　　　　　　　ISBN 978-4-8160-1441-3

© 2024. 7.11　第 1 版　第 1 刷

編　　　特定非営利活動法人 日本歯科保存学会
　　　　一般社団法人 日本歯内療法学会
発　行　者　　永末英樹
印　　　刷　　株式会社 サンエムカラー
製　　　本　　新生製本 株式会社

発行所　株式会社　永末書店

〒602-8446　京都市上京区五辻通大宮西入五辻町 69-2
（本社）電話 075-415-7280　FAX 075-415-7290
永末書店 ホームページ　https://www.nagasueshoten.co.jp